消化器外科NURSING 別冊

消化器内視鏡のケア
ズバリ！使えるポイントBOOK

現場のケアや患者説明に役立つ
写真やイラストがいっぱい！

編著
同愛記念病院 消化器内科 医長
山本 夏代

編者の言葉

　医療従事者として現場で働くには、たくさんの知識や経験が求められます。学生時代にどれだけ熱心に勉強しても、臨床の現場で働いてみると、周りは知らないことばかりで、どうしたらいいか焦りや不安を感じることもあるでしょう。でも日々の業務が忙しく、勉強の時間が十分取れないと思う方もいらっしゃると思います。

　また、プリセプターなどとなり、新人を指導する先輩のナースの皆さんも、実は知識や経験があいまいでうまく教えられなかったり、どうやって教えたらいいのかわからない、と感じるときもあるのではないでしょうか。

　この本は、「消化器内視鏡について勉強したい」と思っている方に向けた本なのですが、本当は、「消化器内視鏡についててっとりばやく勉強しなくてはならない」方に向いています。消化器内視鏡治療の患者さんの担当になり、すぐにケアをしなくてはならない。内視鏡室での業務に早く慣れたい。新人の看護師さんに教えてあげたい。あるいは、患者さんに不安を取り除く説明をしてあげたい……。日常の臨床の現場で、すぐに知識が必要とされる状況で、仕事中でも短時間でエッセンスを吸収できる内容となっています。

　この本を通じて、不安や緊張感が和らぎ、消化器内視鏡診療に苦手意識がなくなっていただけると嬉しいです。そして、消化器内視鏡を受ける患者さんが家に帰るときに、「患者さんが治ってよかったな。また同じような患者さんの診療をしたいな」「消化器内視鏡って面白いな」と、前向きな気持ちを持っていただけるようになると、それは患者さんに伝わり、次にまたより良い医療を提供できるのではないかと思います。

2018 年 7 月

同愛記念病院 消化器内科
山本夏代

消化器内視鏡のケア ズバリ！使えるポイントBOOK

CONTENTS

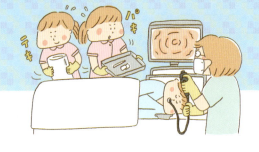

編者の言葉 …………………………………… 3
編者・執筆者一覧 …………………………… 6

第1章　まずはこれだけ！消化器内視鏡看護の必須知識

1. 消化器内視鏡治療・看護のための必須知識
～消化管の解剖図一覧～ ……………………………………………… 8

2. 胆道ドレナージ看護のための必須知識
～黄疸と胆道ドレナージ～ …………………………………………… 14

第2章　説明にも！復習にも！ササッと使える 治療・ケアのズバリメモ …… 23

1. 肝胆膵チューブ ズバリメモ ……………………………………… 24
2. 消化管内視鏡治療 ズバリメモ …………………………………… 38
3. 超音波内視鏡ガイド下治療 ズバリメモ ………………………… 48

消化器外科NURSING 別冊

第3章 特徴をスッキリ整理！
器具・薬剤のはやわかり帳 ……………………………………… 57

① 胆膵内視鏡に使う道具 はやわかり帳 ……………………………… 58

② 消化管内視鏡で使う道具 はやわかり帳 …………………………… 67

③ 内視鏡治療に使用する＆注意する薬剤 はやわかり帳 …………… 74

   A. 鎮静薬 ……………………………………………………………… 74

   B. 鎮痙薬 ……………………………………………………………… 76

   C. 咽頭麻酔薬 ………………………………………………………… 77

   D. 内視鏡的止血術の薬 ……………………………………………… 79

   E. EISの薬 …………………………………………………………… 80

   F. 聴取・申し送りが必要な薬 ……………………………………… 81

第4章 説明はこれでバッチリ！
そのまま使える「患者説明イラスト」説明みほんつき …… 85

① そのまま使える 胆道ドレナージ「患者説明イラスト」………… 86

② そのまま使える 消化管内視鏡治療「患者説明イラスト」……… 95

付録 **覚えておきたい薬剤** ………………………………………… 105

  看護・介助に生かせる 鎮痛薬と拮抗薬 ………………………… 106

コラム ……………………………… 13、22、56、84、104、114

INDEX ……………………………… 115

編者略歴 ……………………………… 119

編者・執筆者一覧

編者

山本夏代 （やまもと・なつよ）
同愛記念病院 消化器内科 医長

第1章 ❶　第2章 ❶❸　付録

山本夏代 （やまもと・なつよ）
同愛記念病院 消化器内科 医長

第1章 ❷

松原 三郎 （まつばら・さぶろう）
埼玉医科大学総合医療センター
消化器・肝臓内科 准教授

第2章 ❷

山田 拓哉 （やまだ・たくや）
大阪労災病院 消化器内科 消化管内科 部長

三田 英治 （みた・えいじ）
独立行政法人 国立病院機構 大阪医療センター
統括診療部長

第3章 ❶

内野 里枝 （うちの・りえ）
日本赤十字社医療センター 健康管理科

第3章 ❷

瀬戸 元子 （せと・もとこ）
関東中央病院 消化器内科 医長

第3章 ❸-A　第4章 ❷

小田島 慎也 （こだしま・しんや）
帝京大学医学部 内科学講座 講師

第3章 ❸-B

皆月 ちひろ （みなつき・ちひろ）
東京大学医学部附属病院 感染制御部 助教

第3章 ❸-C

竹内 千尋 （たけうち・ちひろ）
東京大学医学部附属病院 消化器内科 大学院生

第3章 ❸-D

片岡 陽佑 （かたおか・ようすけ）
東京大学医学部附属病院 消化器内科 特任臨床医

第3章 ❸-E

小野 敏嗣 （おの・さとし）
千葉西総合病院 消化器内科 部長

第3章 ❸-F

齋藤　格 （さいとう・いたる）
東京大学医学部附属病院 光学医療診療部
特任臨床医

第4章 ❶

杉本 博行 （すぎもと・ひろゆき）
小牧市民病院 外科 部長

小寺 泰弘 （こでら・やすひろ）
名古屋大学医学部附属病院 消化器外科2 教授

第 1 章

まずはこれだけ！
消化器内視鏡看護の必須知識

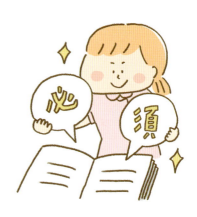

第1章 まずはこれだけ！
消化器内視鏡看護の必須知識

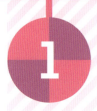

1 消化器内視鏡治療・看護のための必須知識 〜消化管の解剖図一覧〜

消化にかかわる器官（図1）

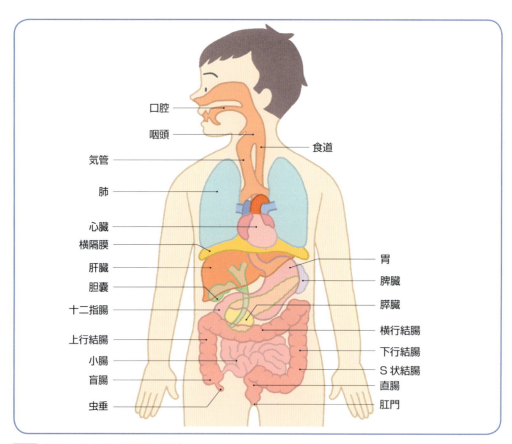

図1 消化にかかわる臓器、器官

　食物を消化・吸収する場である消化器は、食物が通過する消化管（口腔、食道、胃、十二指腸、小腸、大腸、肛門）と、消化酵素を分泌して食物の消化・吸収を助ける実質臓器（膵臓、肝臓、胆嚢）からなっています。

　また消化管は上部消化管（食道、胃、十二指腸）と下部消化管（回腸から肛門までの大腸）に分けられます。

食道（図2）

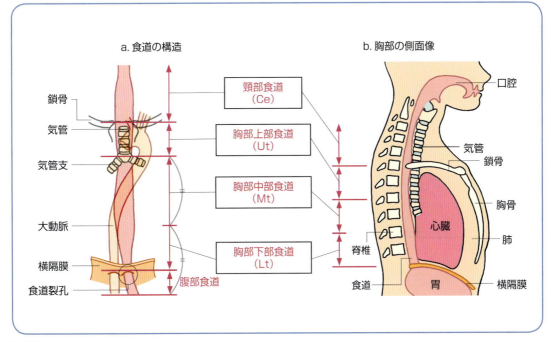

図2 食道

　食道は頸部から腹部にわたる筒状の器官で、成人で25cmほどの長さで、内径は2cmほどです。また食道壁の厚さは約4mmで、内側から大まかに、粘膜、筋層、外膜の3層からなっています。

　解剖学的には頸部、胸部（上部・中部・下部）、腹部に分けられます。食道は体幹の中心を通っており、気管、大動脈、肺、心臓などの生命を維持する重要な臓器に接しています。

　食道は、蠕動運動によって、食物を数秒で胃まで運びます。

胃 (図3)

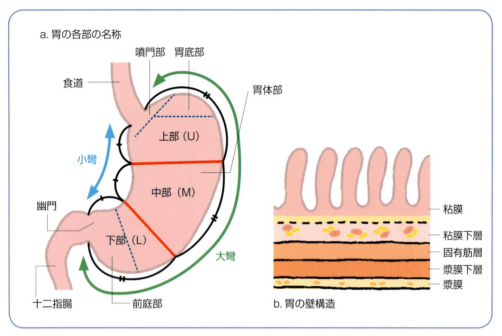

図3 胃

　胃は上腹部に位置し、食道と十二指腸の間にあります。腹腔内では左横隔膜下に位置し、周囲には肝臓、膵臓、脾臓や、動静脈・神経・リンパ節などがあります。

　胃の内腔は、食道の入り口を噴門部、噴門から上を胃底部、中央を胃体部、出口の手前を前庭部、十二指腸への出口を幽門とよびます。胃の左の弯曲は大彎、右の弯曲は小彎といいます。

　胃壁は内側から、粘膜、粘膜下層、固有筋層、漿膜下層からなり、固有筋層の外側は漿膜（腹膜）で覆われています。

大腸（図4）

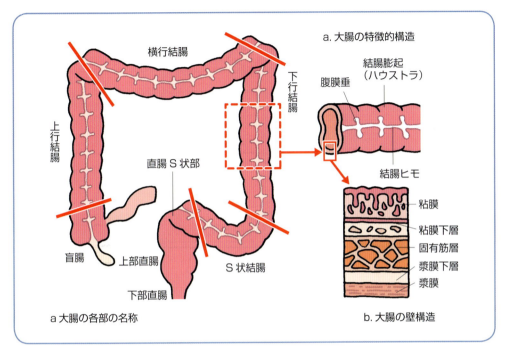

図4 大腸

　大腸は長さ120〜150cmの管腔臓器であり、上腹部から下腹部に位置します。小腸から、虫垂、盲腸、結腸（上行結腸、横行結腸、下行結腸、S状結腸）、直腸（上部、下部）からなります。

　大腸壁は、内側から、粘膜、粘膜下層、固有筋層、漿膜下層、漿膜で構成されています。

十二指腸、肝臓、胆のう、膵臓（図5）

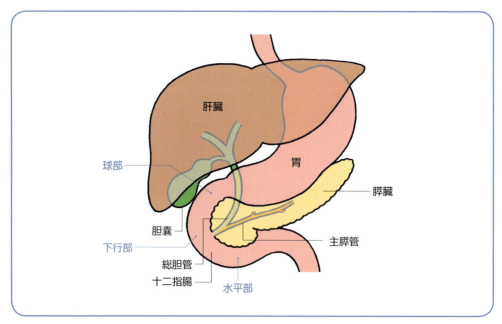

図5 十二指腸、肝臓、胆のう、膵臓

　十二指腸は、胃の幽門から続く小腸の最初の部分で、長さは約25cm、膵臓を囲むように走行しており、球部、下行脚、水平脚、上行脚からなります。下行部には膵管と胆管が合流し、開口しており、十二指腸乳頭（ファーター乳頭）とよばれています。ここから膵液や胆汁が分泌されます。

　肝臓は人体で最も大きい臓器で、成人で約1.2～1.4kgの重さです。肝下面からは肝動脈、門脈、胆管が通っています。肝臓の血行支配は特徴的で、肝動脈が酸素を供給し、門脈からは腸で吸収した物質が運ばれてきます。

　肝臓の下には胆嚢があり、肝臓でつくられた胆汁が胆道を通って、胆嚢で濃縮され、十二指腸に分泌されます。

　膵臓は胃の後ろ側にあり、膵液を十二指腸に流すための主膵管が通っています。

（山本夏代）

これで消化器内視鏡治療にはまった！忘れられないエピソード

たった1回のERCPでの劇的な回復に感動！

　2年目の内科研修医のときです。私は、救急医療の充実感と緊張感を求めていわゆる野戦病院で研修していました。将来は循環器内科か救急科に進もう……と思っていました。

　ある夕方、総胆管結石・胆管炎の患者さんが緊急入院しました。軽症でしたので、翌日待機的に内視鏡的逆行性膵胆管造影（ERCP）の方針とし、抗生剤投与で様子を見ることにしました。ところがその夜、医局で仕事をしていると病棟から急変の連絡があったのです！　病室に駆け付けると、先ほどまで元気だった患者さんの意識レベルが低下し、不穏になっていました。また血圧も低下しショック状態となり、高熱も伴っていました。血液検査では肝胆道系酵素、白血球数（WBC）、C反応性蛋白（CRP／炎症の判定に有用）の急上昇と、血小板の急激な低下を認めました。播種性血管内凝固症候群（DIC）を伴う急性閉塞性可能性胆管炎（AOSC）と判断し、すぐに消化器内科の医師を呼んで緊急ERCPを行いました。内視鏡で見ると、結石が十二指腸乳頭にはまり込んでおり、胆管へのカテーテルの挿入とともに膿性胆汁が勢いよくあふれ出してきました。経鼻胆管ドレナージ（ENBD）を行い、病室に戻りました。

　帰室後も、鎮静薬の影響もあり患者さんの意識状態は判然とせず、血圧も昇圧薬を大量に投与して何とか保てている状態でした。不安な気持ちで病院で一晩過ごし、翌朝病室を訪れると、なんと患者さんの意識は完全に回復していたのです！　患者さん本人は昨晩の出来事をまったく覚えていませんでしたが……。血圧も熱も徐々に落ち着いてきていました。

　あまりの劇的な回復ぶりに、私はたいへん感動しました。目の前で死の淵に引きずり込まれていきそうになっている患者さんが、たった1回のERCPで救われたのです。なんてやりがいのある仕事だろう、いつか自分もあんなことができるようになりたい！と思わずにはいられませんでした。おそらくあの瞬間に、私は消化器内科に入ってERCPを極めよう、と思ったのだと思います。

（松原三郎）

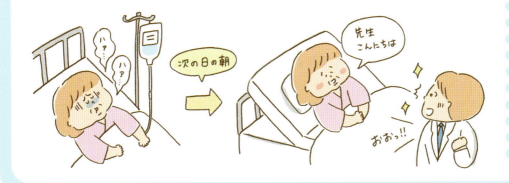

第1章 まずはこれだけ！消化器内視鏡看護の必須知識

2 胆道ドレナージ看護のための必須知識 〜黄疸と胆道ドレナージ〜

A 「黄疸」を知っていますか

黄疸って何だろう

　黄疸とは、血液中のビリルビンという黄色い色素が増加し、その色素が沈着して皮膚や眼球が黄色くなる（＝黄染する）ことをいいます。眼球はもともと白く、またビリルビンとの親和性が高いため、皮膚よりも早期に黄疸の発見が可能です。ただし、黄染はあくまで組織への沈着が表れているもののため、生化学検査のデータ（高ビリルビン血症）よりは遅れて表れます。

ビリルビンって何だろう

　ビリルビンは、脾臓で赤血球中のヘモグロビンから作られ（間接ビリルビン＝非抱合型ビリルビン）、肝臓に運ばれ、肝細胞内でグルクロン酸抱合を受け、水溶性の直接ビリルビン（抱合型ビリルビン）となります。直接ビリルビンは胆汁中に排泄され、胆汁酸とともに十二指腸に排泄されます。そして直接ビリルビンは小腸内で脱抱合を受けた後にウロビリノーゲンとなり、その大部分はさらに腸内で代謝され、最終的にステルコビリンという茶色の色素になります（大便が茶色いのはこのためです）。一部のウロビリノーゲンは小腸から再吸収され胆汁中に再排泄されます（腸肝循環といいます）が、尿中にも少量排泄されます。

　この経路のどこかに異常があると、黄疸になります（図1）。

黄疸の原因・分類・具体的な疾患は？

　閉塞性黄疸、肝細胞性黄疸、溶血性黄疸、体質性黄疸の四つに分かれます。本稿で

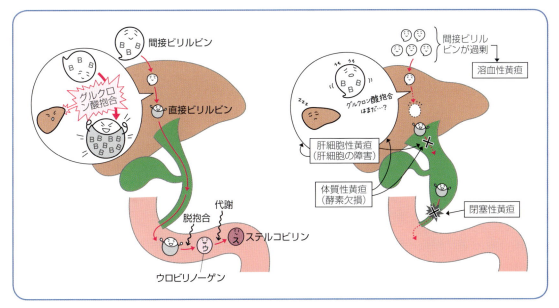

図1 ビリルビン代謝と黄疸の種類

は、主に閉塞性黄疸について述べます。

1 閉塞性黄疸

　何らかの原因で胆管が閉塞すると、胆管内圧が上昇し、末梢の毛細胆管から類洞を介して胆汁が肝静脈内に逆流し、下大静脈に入って全身に胆汁がめぐることによって、黄疸が起こります。そのため、直接ビリルビンの値が優位に上昇します。

　最も多い原因は総胆管結石ですが、膵臓がんや胆管がん、硬化性胆管炎、慢性膵炎なども、閉塞性黄疸の原因になります。

2 肝細胞性黄疸

　肝細胞が障害されることにより、グルクロン酸抱合や胆汁への排泄が障害されるために起こる黄疸です。直接・間接ビリルビン両方とも値が上昇しますが、肝不全になると間接ビリルビンが優位になっていきます。

　ウイルス性肝炎・薬物性肝障害・アルコール性肝障害・自己免疫性肝炎などの急性〜慢性肝疾患や、肝硬変などで起こります。

3 溶血性黄疸

　赤血球の膜が破壊され、ヘモグロビンが血液内に出てきた結果、間接ビリルビンの産生過剰となり、血液内に停滞するために間接ビリルビンの値が上昇します。原因としては自己免疫性溶血性貧血などの血液疾患が多いです。

4 体質性黄疸

ビリルビンの肝細胞内でのグルクロン酸抱合および肝内胆管への排泄の過程で、酵素が必要になります。この酵素が欠損した病気を、体質性黄疸といいます。欠損部位により増加するビリルビンの種類は異なります。特殊な例を除き治療は必要ありません。

検査データではどうなる？

1 肝細胞性黄疸、閉塞性黄疸

肝細胞性黄疸・閉塞性黄疸では、まず肝障害や胆汁鬱滞を反映して肝酵素（AST、ALT）および胆道系酵素（ALP、γGTP）の値上昇がみられます。その後にビリルビン値上昇がみられます（閉塞性黄疸では直接型が優位）。

またビリルビン尿と呼ばれる茶褐色尿を呈し、患者さんは血尿と勘違いすることもあります。水溶性の直接ビリルビンは尿中へ排泄されますが間接ビリルビンは排泄されないため、ビリルビン尿はこれらの高直接ビリルビン血症をきたす場合のみでみられます。

他に、特に閉塞性黄疸では腸管にビリルビンが流れないので便に色がつかず灰白色便となり、ウロビリノーゲンが産生されないために尿中ウロビリノーゲンは陰性となります（健常人では±になります）。

2 溶血性黄疸

溶血性黄疸では肝胆道系酵素値の上昇はみられません。代わりに赤血球中に含まれる AST、カリウム、LDH、CK などの値が高くなります。

3 体質性黄疸

体質性黄疸では、黄疸以外に目立った異常値はありません。逆にいうと、溶血や胆汁鬱滞を反映するデータ異常がなくビリルビンの値のみが高い場合には、まず体質性黄疸を疑います。

B どうして黄疸があるとまずいのか？対処法は？

黄疸の何がいけない？

　ビリルビンは色素ですので、黄疸それ自体は、特別な治療は必要ありません（新生児期の核黄疸を除く）。

　肝細胞性黄疸の場合、黄疸は、肝臓の予備力が低下していることを意味します。すなわち背景の肝疾患の治療が必要であり、黄疸自体の治療が必要なわけではありません。

　溶血性貧血でも同様に、溶血を起こす原疾患の治療が必要なのであり、黄疸そのものではありません。

　それでは閉塞性黄疸の場合はどうでしょうか。閉塞性黄疸の場合は、▷胆汁酸の排泄障害の影響　▷胆汁鬱滞による肝細胞への影響　▷鬱滞した胆汁への感染（胆管炎）の可能性 ── が問題点として挙げられます。閉塞をきたす原因疾患はさまざまですが、物理的な閉塞自体は内視鏡などの治療により解除することが可能であり、原疾患の治療とは別に、黄疸・胆汁鬱滞そのものに対する有効な治療があるということが、他の黄疸と異なる点です。

閉塞性黄疸の問題点って？（図2）

1 胆汁酸の排泄障害

　三大栄養素である炭水化物・タンパク質・脂肪は、小腸内で、膵液に含まれる消化酵素により消化・分解され吸収されます。他の二つと異なり脂肪は水に溶けないので、そのままでは膵液が十分接触できず消化できません。胆汁の主成分である胆汁酸の作用は、小腸内で脂肪をミセル化して水に溶け込めるようにし、脂肪を消化・吸収できるようにすることです。

　閉塞性黄疸では胆汁酸が腸内に出ないために脂肪の吸収不良を起こし、脂肪便や脂溶性ビタミン欠乏（特にビタミンA、ビタミンK、ビタミンD）を起こします。ビタミンK欠乏はプロトロンビン時間を延長させます。胆汁鬱滞が長期に及んだ場合には、ビタミンDとカルシウムの吸収不良により骨粗鬆症や骨軟化症を引き起こします。また高濃度の胆汁酸貯留は激しい皮膚掻痒感を引き起こすことがあります。

消化器外科 NURSING 別冊　**17**

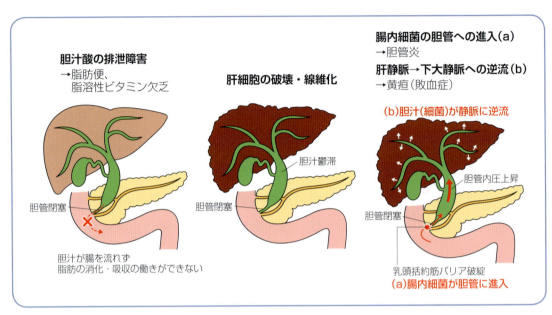

図2 閉塞性黄疸の問題点

2 肝細胞への影響

　胆汁鬱滞は肝細胞の破壊と線維化を生じ、肝予備能の低下を招きます。閉塞が早期に解除できれば可逆的ですが、長期間に及ぶと、不可逆なものとなり最終的に肝硬変に至ります（胆汁性肝硬変）。

3 胆管炎

　通常、胆管内は無菌状態です。胆管の出口と十二指腸の境界である十二指腸乳頭には、乳頭括約筋（オッディ括約筋）が存在し、腸液の胆管内への逆流を防いでいます。
　ところが胆管結石が乳頭部に嵌頓すると、括約筋のバリア機構が破綻し、腸内細菌が胆管内に入り込みます。また胆管内圧も上昇し、それにより胆汁が肝静脈に逆流し大循環に入る閉塞性黄疸となりますが、同時に胆汁内の細菌も大循環に入り、敗血症をきたします。胆管炎が恐ろしいのは、このように容易に敗血症を起こしうるからです。
　このように、胆管炎の発症には▷胆汁中への細菌混入　▷胆管内圧の上昇 ── の二つが必要なため、胆管結石や乳頭部がん、胆管ステント留置中の患者さんなどが胆管炎を発症しやすく、乳頭機能が保たれているその他の閉塞性黄疸ではあまり胆管炎は起こりません。

どのような場合に胆管ドレナージが必要になる？

　基本的にすべての閉塞性黄疸は胆管ドレナージの対象になります。黄疸だけであれば、そんなに急ぐ必要はありません。しかし胆管炎を併発している場合は敗血症に移行する恐れがあるため、できるだけ早期の胆管ドレナージが求められます。

手術の前にドレナージが必要な理由は？

　閉塞性黄疸を伴い、かつ手術が必要な疾患は、多くが胆管がんと膵臓がんです。

1 胆管がん

　胆汁鬱滞は肝臓にダメージを与えます。胆管がんのなかでも肝門部領域の胆管がんでは、肝切除が必要になります。その場合、残された肝臓だけで肝臓の機能のすべてをまかなわないといけないため、残す予定の肝臓はできるだけ良い状態にしておく必要があります。残肝が黄疸肝のままですと、肝切除後に肝不全になってしまうかもしれません。そのため、肝切除を行う場合は胆管ドレナージは必須です。特に、残す予定の肝臓のドレナージが重要なのです。

2 膵臓がん

　膵臓がんの場合はどうでしょうか。閉塞性黄疸をきたすのは膵頭部がんで、手術は膵頭十二指腸切除という大きな手術になります。

　かつては術前にドレナージして黄疸が改善してから手術しなければいけないと思われていましたが、最近はドレナージしないで黄疸のまま手術したほうが術後の合併症が少ないという報告もなされ、実際の必要性には疑問符がついています。肝切除以外の手術の場合のドレナージの必要性については、現在のところ定まった見解はないようです。

消化器外科 NURSING 別冊　**19**

C 胆管ドレナージはどうやってやるの？

胆管ドレナージの種類 (図3)

ドレナージ経路によって、▷経乳頭的ドレナージ ▷経皮的ドレナージ ▷経消化管的ドレナージ——の三つに分類されます。それぞれの方法に、胆汁を体内に流す内瘻法と、体外に出す外瘻法があります。

1 経乳頭的ドレナージ

経乳頭的ドレナージは、内視鏡的逆行性膵胆管造影（ERCP）といって、側視鏡という専用の内視鏡を使って乳頭から胆管内にカテーテルを入れて行います。ステントという短い筒（プラスチック製と金属製があります）を閉塞部をまたぐように留置する内瘻法と、胆管に入れた長いチューブを鼻から出す外瘻法（ENBD）があります。

2 経皮的ドレナージ

経皮的ドレナージは、エコー（超音波）を使って、体外から肝内胆管に針を刺して、チューブを留置する方法です（PTBDといいます）。閉塞の手前にチューブを置いて外瘻にする方法と、閉塞部を突破して、側孔が多数あいたチューブを閉塞部をまたぐように置いて、チューブの手元のところに蓋をして内瘻にする方法があります。

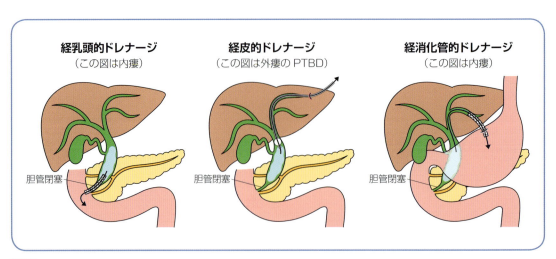

図3 胆道ドレナージの種類

3 経消化管的ドレナージ

経消化管的ドレナージは、超音波内視鏡（EUS）という、先端に非常に小さな超音波を付けた内視鏡を用いて、胃から肝内胆管（あるいは十二指腸から総胆管）に針を刺して、ステント（あるいは ENBD チューブ）を留置する方法です。

どんな違いがある？

経乳頭的ドレナージが最も多く行われています。ERCP は広く普及した一般的な手技ですし、ステントを入れれば体外には何も出ないので患者さんにとっても受け入れやすい方法です。

経皮的ドレナージ（PTBD）は、胃切除後や呼吸状態が悪いなどで内視鏡的に留置ができない患者さん、あるいは ERCP ができない施設などで行われます。チューブが体外に出るため、患者さんの QOL が損なわれますので、第一選択の方法ではありません。

経消化管的ドレナージは、一部の先進施設でのみ行っている最新の方法で、ERCP がうまくできない場合に、PTBD の代わりとして行われます。

ドレナージ中の注意点は？

一般的に、外瘻は胆管炎があるときに行い、多くの場合、その後、内瘻化します。

経乳頭的・経消化管的ドレナージの場合はステントを用いますが、ステントはしばしば閉塞して、胆管炎や黄疸の再燃をきたします。ステント閉塞による胆管炎は、総胆管結石による胆管炎とは違い、腹痛はあまりありません。そして、悪寒戦慄を伴うような 38℃ を越える高熱がいきなり出るのが特徴です。抗菌薬だけで改善する場合もありますが、緊急でステント交換が必要になる場合も少なくありません。胆管ステントが入っている患者さんには、熱が出たらすぐに病院に連絡するように伝えておくことが重要です。

(松原三郎)

うれしかった看護師さんのナイス介助！

突然の治療方針変更にも、迅速かつ柔軟に対応してくれるナイス介助！

　私は、内視鏡的逆行性膵胆管造影（ERCP）、超音波内視鏡下穿刺吸引術（EUS-FNA）、EUS下ドレナージなどの胆膵内視鏡を、毎日、多くの患者さんに行っています。胆膵内視鏡は手技が非常にバリエーションに富んでおり、デバイスの種類も豊富なため、術者だけではなく助手にも高度な技術と知識が求められます。また緊急性を伴う場合が多く、状態が不安定な患者さんにハイリスクな手技を行わなければならないこともあります。看護師さんに助手をお願いすることはあまりないですが、患者さんの状態を観察し、報告し、速やかに適切な処置をしてくれることほどありがたいことはありません。

　さらに他の内視鏡治療といちばん違うところは、疾患および症例ごとの多様性です。たとえば膵がんによる閉塞性黄疸の場合、通常はERCPでドレナージしますが、十二指腸狭窄や胆管挿管不能の場合はEUS下のドレナージに切り替えます。また、たとえば肝門部胆管がんによる閉塞性黄疸に対する術前ドレナージの場合、左右どちらをドレナージするかはあらかじめ決めておくのですが、実際にERCPで胆管造影をした結果、ドレナージする枝を変えることもあります。このように、実際に治療を始めてから治療方針を決める、あるいは変えることが少なくなく、カテーテルやガイドワイヤー、ステントなどのデバイスも治療を行いながら決めていくので、術者・助手だけでなく、物品を用意し、環境を整える看護師さんにも迅速かつ柔軟な対応が求められます。

　そういう意味で、今の施設の内視鏡センターの看護師さんには毎日「ナイス介助」をしていただいています。誤嚥性肺炎予防に定期的に口腔内を吸引し、SpO_2が下がってきたら報告しつつ速やかに酸素投与の準備を始め、他のバイタルサインにも目を配り、苦痛がないかどうか患者さんの表情を観察し、突然のデバイス準備やスコープ変更などこちらの無茶な指示にも嫌な顔ひとつせず（と信じてます）、即座に対応してくれます。内視鏡治療は医師と看護師のチームワークが必要不可欠なのです。

（松原三郎）

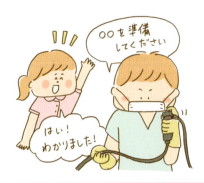

第 2 章

説明にも！復習にも！
ササッと使える
治療・ケアのズバリメモ

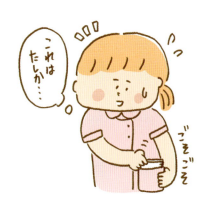

第2章 説明にも！復習にも！ササッと使える
治療・ケアのズバリメモ

1 肝胆膵チューブ ズバリメモ

A 内視鏡的逆行性膵胆管造影（ERCP）

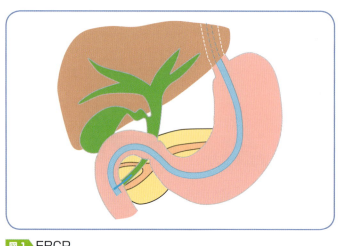

図1 ERCP

ERCPとは（図1）

　十二指腸乳頭から胆管や膵管に造影剤を注入し精査を行う内視鏡検査です。十二指腸鏡（側視鏡）というERCP専用の内視鏡を用い、透視室で行われます。乳頭切開（EST／電気メスで乳頭を切開し開口部を広げる）、胆管結石除去、閉塞性黄疸に対するステント留置など、ERCPに関連した内視鏡手術も行われます。内視鏡治療のなかで最も合併症の多い手技であり、患者さんへの説明や対応が重要です。

病棟ナースの看護のポイント

1 出棟前の確認項目

同意書、義歯の有無、ペースメーカー（EST に用いる高周波装置に影響する）の有無、ブスコパン®使用の禁忌（前立腺肥大、緑内障、心疾患、甲状腺疾患など）。

出棟時はルートを確保し、X 線写真に写る着衣は外してください。

緊急時には特に、バイタルサイン・最終経口摂取時刻・抗血栓薬内服の有無を確認しましょう。

2 帰室後

治療内容（乳頭切開、ステント留置、結石除去など）、使用した鎮静薬と量の確認をしましょう。

合併症として膵炎が最も多く、発症直後の初期治療が非常に重要なため、術後 3〜4 時間後に血液検査を行います。

EST を行った場合は出血や穿孔の恐れがあります。腹痛や嘔気などの自覚症状やバイタルサインを確認しましょう。鎮静効果が遷延する場合は、誤嚥性肺炎の発症にも注意しましょう。

内視鏡ナースの看護のポイント

ERCP は通常の検査内視鏡に比較し、検査時間は長く、仰臥位で行われるため、苦痛の軽減のために鎮静薬を使用します。生体モニタは必要です。また、緊急時には食物が胃内に貯留したまま治療を行う場合があり、誤嚥のリスクが高いことから、いつでも口腔内吸引ができる準備をしましょう。

準備物品

鎮静薬、鎮痙薬（ブスコパン®、グルカゴン）、生体モニタ、側視鏡、内視鏡システム、処置具（カテーテルやステントなど内容に応じて異なる）、救急カート。

消化器外科 NURSING 別冊　**25**

B　内視鏡的胆道ステント留置（EBS）

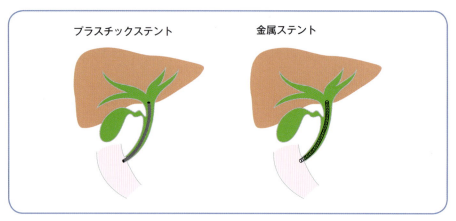

図2　EBS

EBSとは（図2）

　胆管結石やがんなどにより胆管が閉塞し、閉塞性黄疸や胆管炎を発症した場合に、鬱滞した胆汁の流れを改善するために留置する管を胆管ステント（胆道ステントともいう）と呼びます。胆汁鬱滞の治療には大きく分けて二つの方法があり、ERCPを行い十二指腸乳頭から胆管にステントを留置する方法が主流で、これを内視鏡的胆道ステント留置（EBS）といいます。この方法を内瘻といい、後述するENBD（p.28参照）を外瘻と呼びます。

　ステントにはプラスチックステントと金属ステントがあります。プラスチックステントは安価で交換が簡単であり、短期留置に向いています。一方、金属ステントは径が太く、閉塞しにくいですが、高価で、いったん留置すると抜去できない場合もあるため、悪性腫瘍による胆道閉塞に用いられます。

病棟ナースの看護のポイント （p.25「ERCP」）

1 出棟時

　急性胆管炎の患者さんでは急速に敗血症性ショックに移行する恐れがあり、バイタルサインは重要です。特に高齢者では自覚症状が出にくいため注意が必要です。

　EBS と同時に EST（p.25「ERCP」を参照）を行う場合が多く、出血傾向の有無や抗血栓薬の内服状況を確認しましょう。

2 帰室後

　膵炎、EST 後出血、穿孔のほかに、一過性の胆管炎による敗血症（悪寒戦慄や血圧低下）を発症することがあります。

　ステントが留置された患者が高熱を発症したら、まずはステント閉塞による胆管炎を疑いましょう。緊急治療が必要となる場合もあります。

内視鏡ナースの看護のポイント （p.25「ERCP」）

　術中の看護は、ERCP の看護と同様です。処置内容によって留置ステントのサイズや種類が異なります。一般的に 5〜11.5Fr.（7〜10Fr. が多い）プラスチックステントを使用しますが、長さや太さは処置内容や胆管の状況によって異なり、ステントの代わりに経鼻カテーテル（p.29「ENBD」を参照）を留置する場合もあります。必要に応じて術者と相談しておきましょう。

C ENBD（内視鏡的経鼻胆道ドレナージ）

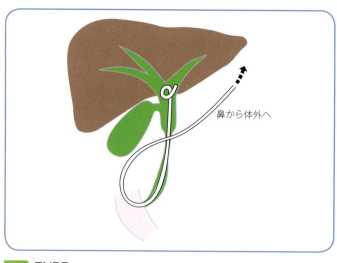

図3 ENBD

ENBD とは（図3）

　結石や腫瘍による胆管閉塞や胆管炎に対しERCPを行い、5～7Fr.の長いカテーテルを留置するものです。先端が胆管内にある経鼻カテーテルであり、胆汁は体外に排出されるため、排液量や性状の確認、カテーテルのミルキングや洗浄ができます。しかし、咽頭違和感による誤嚥、自己抜去の恐れがあります。

病棟ナースの看護のポイント（p.25「ERCP」）

　経鼻カテーテルが留置される可能性があることを患者さんに術前に説明しましょう。高齢者では自己抜去や自然抜去のリスクがあります。術前に抑制の同意を得ておくことも必要です。

　帰室後は、ENBD カテーテルの位置・固定を確認しましょう。転倒予防も重要です。

　カテーテル留置後は、排液量、排液の色や性状を確認するほか、体外で折れやねじれが起こりにくい固定を行い、排液バッグが体よりも低くなる位置に置きましょう。鼻の固定が変わらなくても胃内でたわんだり、胆管からずれている可能性があるため、定期的に X 線画像で先端位置を確認します。

　嚥下機能が低下している患者さんでは、治療後の食事再開後の誤嚥に注意しましょう。

内視鏡ナースの看護のポイント（p.25「ERCP」）

　術中の看護は ERCP と同様です。ENBD カテーテルは、5～7Fr. のものがあり、先端の形状により使用用途が異なります。留置後のカテーテルは、鼻（と頬）で固定します。経鼻胃管とは異なり、ENBD カテーテルを留置したままの患者が経口摂取を行う場合がありますので、経口摂取に影響せず、かつ、自己抜去や自然抜去がないような固定をしてください。

消化器外科 NURSING 別冊　**29**

D 内視鏡的膵管ステント留置（EPS）、内視鏡的経鼻膵管ドレナージ（ENPD）

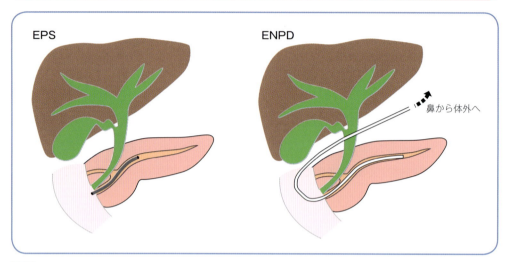

図4 EPS／ENPD

EPS、ENPDとは（図4）

　膵管の精査や治療のためにERCPを行い、膵管にステントを留置することを内視鏡的膵管ステント留置（EPS）といい、膵液を経鼻の管から排泄することを内視鏡的経鼻膵管ドレナージ（ENPD）といいます。膵がんなどを疑う患者の膵液を採取して細胞診を行う診断目的、または、慢性膵炎に伴う膵管狭窄や、術後の膵液瘻に対する治療目的で行われます。

　最近はERCP後膵炎の予防として、結石除去やEBSなどと同時にEPSが行われる機会も増えました。そのような場合には「自然脱落型」といい、経口摂取開始後に数日で自然に脱落するステントを使用する場合もあります。

　ステント留置の際には、内視鏡的膵管口切開（EPST／ERCPの際の十二指腸乳頭への負荷を減らすため、電気メスで乳頭を切開し開口部を広げる処置）を同時に行う場合もあります。

病棟ナースの看護のポイント （p.25「ERCP」）

　ステントや ENPD カテーテルの閉塞により、膵炎を発症する恐れがあります。最も頻用する 5Fr. の ENPD カテーテルは、細く、体外でねじれたり折れたりしやすく、膵炎発症の原因となりえます。固定を工夫し、定期的にチェックを行いましょう。

内視鏡ナースの看護のポイント （p.25「ERCP」）

　通常の ERCP に対する看護と同様です。特に術後の膵液瘻や急性膵炎の患者さんに治療を行う際は、術創やドレーン、膵炎の腹痛により、移動や体位変換が困難だったり臥位を保てなかったりする場合がありますので、注意が必要です。

E　経皮経肝胆道ドレナージ（PTBD）

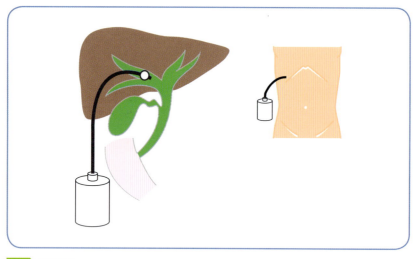

図5　PTBD

PTBDとは（図5）

　腫瘍や結石などによる閉塞性黄疸や胆管炎に対し、超音波像を見ながら体表から胆管を穿刺し、透視下にドレーンを留置することを経皮経肝胆道ドレナージ（PTBD）、留置する管をPTBDカテーテルといいます。EBSやENBDと同じ目的で行われますが、十二指腸乳頭まで内視鏡を挿入できない場合（消化管狭窄、胃切除後など）や、内視鏡を入れることのリスクが高い場合、胆管の高度分断例では、PTBDが優先されます。出血傾向、腹水貯留例は原則禁忌です。肝左葉の胆管には心窩部から、右葉には右季肋部から挿入されます。

病棟ナースの看護のポイント

1 出棟前の確認項目

同意書、バイタルサイン・最終経口摂取時刻・抗血栓薬内服の有無を確認しましょう。出棟時は可能なら左腕にルートを確保し、X線写真に写る上半身（胸部～腸骨棘の高さ）の着衣は外してください。

2 帰室後

治療内容（カテーテルの留置部位、固定部の挿入長）を確認します。

合併症として、出血（体外および腹腔内）の他、心窩部穿刺では消化管穿孔、右季肋部穿刺では気胸や血胸があります。

カテーテルの事故抜去、呼吸や体動で位置がずれて逸脱する場合もあります。皮膚で固定されていても腹腔でたわみ、逸脱、胆汁性腹膜炎のリスクもありますので、X線像による定期的な先端位置の確認が必要です。カテーテルの完全逸脱は穿刺もしくは手術が必要となる場合があるため、大至急の対応が必要です。

検査室ナースの看護のポイント

治療は臥位で、静脈麻酔および局所麻酔下に行われます。初回穿刺は患者に協力してもらい呼吸を止めた状態で穿刺します。覚醒した状態で行いますので、患者への配慮が必要です。

■ 準備するもの

超音波装置、消毒ずみの超音波プローブ、局所麻酔薬、造影剤、縫合セット、メス、穿刺針、ガイドワイヤー、留置用カテーテル、ダイレーターなど。ガイドワイヤーや留置用カテーテルは患者により異なりますので、術者と相談しておきましょう。

消化器外科 NURSING 別冊　**33**

F　経皮経肝胆嚢ドレナージ（PTGBD）

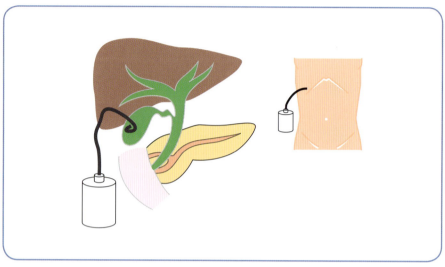

図6 PTGBD

PTGBDとは （図6／p.32「PTBD」）

　急性胆嚢炎に対して行われる治療です。局所麻酔下に超音波像を見ながら、肝臓を通して右季肋部から胆嚢を穿刺し、カテーテルを挿入します。挿入されたカテーテルはしばらく留置したままとなり、留置したまま退院することもあるので、留置後の観察や固定部のケア、ガーゼ交換や患者指導も大切です。

病棟ナースの看護のポイント

1 出棟前の確認項目

　PTGBD は緊急で行われる治療です。同意書、バイタルサイン・最終経口摂取時刻を確認しましょう。抗血栓薬など内服したまま行う場合もあります。

　出棟時は（可能なら左腕に）ルートを確保しましょう。

　高齢者では、自己抜去や転倒によるカテーテル逸脱の恐れがあるため、抑制の同意書や装具の準備、体動センサーなどの準備を検討しましょう。

2 帰室後

　胆嚢が減圧されると比較的速やかに痛みが改善します。しかし穿刺の影響で、胆汁が血中に移行し一過性の悪寒戦慄や血圧低下をきたす場合があります。

　合併症として出血（体外および腹腔内）、胆汁性腹膜炎、気胸や血胸があります。

　カテーテルの抜去や逸脱の恐れもあります。皮膚で固定されていても腹腔でたわむ場合がありますので、X 線像による定期的な先端位置の確認が必要です。

検査室ナースの看護のポイント

　治療は臥位で、静脈麻酔および局所麻酔下に行われます。初回穿刺は患者に協力してもらい呼吸を止めた状態で穿刺します。覚醒した状態で行いますので、患者への配慮が必要です。

準備するもの

　超音波装置、消毒ずみの超音波プローブ、局所麻酔薬、造影剤、縫合セット、メス、穿刺針、ガイドワイヤー、留置用カテーテル。胆嚢用と胆道用とでカテーテルを使い分ける場合がありますので、術者と相談しておきましょう。

第2章 ① 肝胆膵チューブ ズバリメモ

消化器外科 NURSING 別冊　35

G 経皮経肝膿瘍ドレナージ（PTAD）

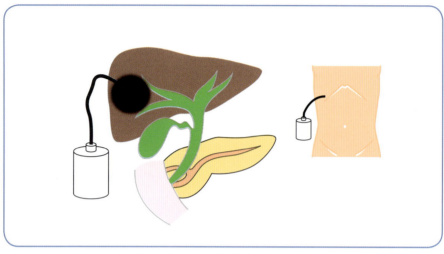

図7 PTAD

PTAD とは （図7／p.32「PTBD」）

　抗菌薬などの保存的治療を行っても改善しない肝膿瘍や腹腔内膿瘍に対する治療です。

　局所麻酔下に超音波画像を見ながら肝臓内の肝膿瘍を穿刺し、左葉の場合は心窩部から、右葉の場合は右季肋部からカテーテルが留置されます。排液は膿汁、褐色、胆汁など、患者により異なります。発熱、血液検査などの他、超音波やCTで膿瘍のサイズを比較し治療効果を判定し、改善したら抜去します。原因が腫瘍の場合や、胆管との交通がある場合は抜去できない場合もあります。

病棟ナースの看護のポイント

1 出棟前の確認項目

　PTAD は緊急で行われる治療です。同意書、バイタルサイン・最終経口摂取時刻を確認しましょう。抗血栓薬などを内服したまま行う場合もあります。

　出棟時は（可能なら左腕に）ルートを確保しましょう。

　高齢者では、自己抜去や転倒によるカテーテル逸脱の恐れがあるため、抑制の同意書や装具の準備、体動センサーなどの準備を検討しましょう。

　排液は粘性が高いことが多く、閉塞しやすいので注意しましょう。

2 帰室後

　穿刺の影響で、胆汁が血中に移行し一過性の悪寒戦慄や血圧低下をきたす場合があります。

　合併症として出血（体外および腹腔内）、腹膜炎、気胸や血胸があります。

　カテーテルの抜去や逸脱の恐れもあります。皮膚で固定されていても腹腔でたわむ場合もありますので、X 線画像による定期的な位置確認が必要です。

検査室ナースの看護のポイント

　治療は臥位で、静脈麻酔および局所麻酔下に行われます。初回穿刺は患者に協力してもらい呼吸を止めた状態で穿刺します。覚醒した状態で行いますので、患者への配慮が必要です。

■ 準備するもの

　超音波装置、消毒ずみの超音波プローブ、局所麻酔薬、造影剤、縫合セット、メス、穿刺針、ガイドワイヤー、留置用カテーテルなど。

（山本夏代）

消化器外科 NURSING 別冊　**37**

第2章 説明にも！復習にも！ササッと使える 治療・ケアのズバリメモ

2 消化管内視鏡治療ズバリメモ

> **A** EMR（内視鏡的粘膜切除術）、ESD（内視鏡的粘膜下層剥離術）

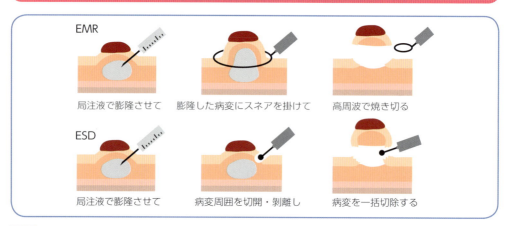

図1 EMR、ESD

EMR、ESDとは（図1）

　EMR・ESDは、消化管上皮性腫瘍（がん、腺腫など）に対する根治を期待した内視鏡的切除法です。EMRは、粘膜下層に局注液を注入し病変を膨隆させて、高周波スネアで病変を切除する治療方法です。EMRの適応は、原則としてリンパ節転移の可能性がほとんどない、スネアで一括切除できる2cm以下の病変です。

　ESDは、EMRと同様に粘膜下層に局注液を注入し、粘膜病変を切開・剥離し、病変を一括切除する治療方法です。ESDの適応は、EMRでは一括切除が困難と考えられる病変です。ESDはEMRと比べて ▷スネアによる切除・分割切除に比べて病変の取り残しの危険性が低い ▷病変の大きさや粘膜下層の線維化の有無にかかわらず一括切除ができる ▷一括切除により病変回収が可能であり、正確な病理学的検討が行える ── という利点があります。一方、EMRと比べて高度な技術を必要とし、術中穿孔や術後出血など、重篤な偶発症を招く危険性もあります。そのため、患者や家

族へは十分に説明を行い、承諾を得ておくことが必要です。

病棟ナースの看護のポイント

1 出棟前の確認ポイント

　同意書、義歯の有無、身に着けている金属類の有無、ペースメーカーなどの体内金属類の有無、バイタルサイン、最終経口摂取時刻、抗血栓薬内服の有無を確認しましょう。出棟時はルートを確保します。長時間の治療が予想される場合は、尿道カテーテルを留置する場合もあります。

2 帰室後の確認ポイント

　治療内容や、術中の穿孔・出血の有無、使用した鎮静薬の量、血圧の変動、呼吸状態などを確認しましょう。EMR・ESD の偶発症として、穿孔、出血がありますが、切除部位・大きさにより偶発症のリスクが変わります。

　また、術中鎮静をかけている影響で、帰室後もしばらく傾眠傾向である場合が多いです。帰室後の誤嚥性肺炎に注意しましょう。

内視鏡ナースの看護のポイント

1 必要物品の準備

　内視鏡はメーカーおよび機種により、鉗子口の位置、有効弯曲長などが異なるため、状況に応じた内視鏡を準備します。高周波装置の各種モードの初期出力設定値を確認します。また、テスターを用いて、フットスイッチやアクティブコードの接続、APC の作動などを確認しましょう。

　切除部位・大きさ、術者により、使用するデバイスが異なる場合があります。事前に術者に確認しておきましょう。また、切除部位、術者により使用する局注液が異なる場合があります。事前に術者に確認したうえで準備しましょう。

2 検査中

　通常の内視鏡検査と同様に、左側臥位で治療を行います。各種モニタ（血圧、脈拍、酸素飽和度）を装着します。場合によっては CO_2 モニタ、BIS モニタを使用することもあります。治療中は同一体位であるため、ベッド上に低反発素材のマットを敷くようにしましょう。

消化器外科 NURSING 別冊　**39**

B 内視鏡的消化管バルーン拡張術、内視鏡的消化管ステント留置術

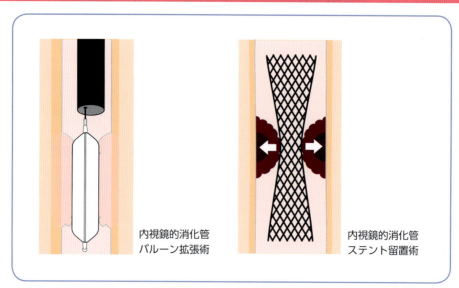

図2 内視鏡的消化管バルーン拡張術、内視鏡的消化管ステント留置術

内視鏡的消化管バルーン拡張術、内視鏡的消化管ステント留置術とは（図2）

　内視鏡的消化管バルーン拡張術や消化管ステント留置術は、消化管狭窄に伴うさまざまな症状を改善させるための治療法です。一般に、手術後の吻合部狭窄や内視鏡治療後の狭窄などの良性疾患では、比較的容易でかつ繰り返し施行可能なバルーン拡張術のみを行い、悪性腫瘍による狭窄では腫瘍の増大に伴い再狭窄をきたすため、ステント留置術を行います。

　消化管拡張術やステント留置術はX線透視下で行われることが多いです。

病棟ナースの看護のポイント

1 出棟前の確認ポイント

同意書、義歯の有無、バイタルサイン、最終経口摂取時刻、抗血栓薬内服の有無を確認しましょう。出棟時はルートを確保し、X線写真に写る着衣は外してください。下部消化管病変の場合は、グリセリン浣腸のみの前処置で行うこともあります。

2 帰室後の確認ポイント

治療内容や、術中の穿孔・出血の有無、使用した鎮静薬の量、血圧の変動、呼吸状態などを確認しましょう。内視鏡的消化管バルーン拡張術の偶発症として、穿孔・出血があります。

術中鎮静をかけている影響で、帰室後もしばらく傾眠傾向である場合が多いです。帰室後の誤嚥性肺炎に注意しましょう。

ステント拡張に伴う疼痛が出現することがあります。

内視鏡ナースの看護のポイント

使用機器の確認

病変部位を施行医に確認し、狭窄部位に応じたバルーンを準備します。初回拡張から徐々に拡張バルーンのサイズを大きくするため、各種サイズの準備が必要です。

ステント留置術の場合は、狭窄部の評価のために造影検査を行う場合があるため、造影剤（ガストログラフイン®）が必要です。また、狭窄部のマーキングのためにクリップ装置が必要な場合があります。

消化器外科 NURSING 別冊　**41**

C 内視鏡的イレウス管留置術

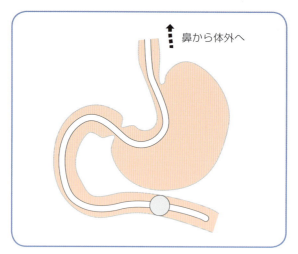

図3 内視鏡的イレウス管留置術

内視鏡的イレウス管留置術とは（図3）

　内視鏡的イレウス管留置術は、腸閉塞に対して、経鼻内視鏡を用いて経鼻的にイレウス管を留置する方法です。経鼻内視鏡を用いて挿入することで、比較的容易に深部に挿入することが可能です。内視鏡を用いてガイドワイヤーを深部挿入した後は、X線透視下にイレウス管を深部挿入していきます。

病棟ナースの看護のポイント

1 出棟前の確認ポイント

同意書、義歯の有無、バイタルサインを確認しましょう。出棟時はルートを確保し、X線写真に写る着衣は外してください。

2 帰室後の確認ポイント

イレウス管の挿入長、使用した鎮静薬の量、血圧の変動、呼吸状態などを確認しましょう。胃内容物が逆流し誤嚥性肺炎をきたすことがありますので注意しましょう。

イレウス管からの排液量・色調・性状・臭気を確認しましょう。排液量が多いと脱水により尿量の減少や電解質バランスが崩れることがあります。減圧効果が低い場合は間欠的持続吸引器に接続して吸引しましょう。

また、イレウス管を自己抜去しないように注意しましょう。

内視鏡ナースの看護のポイント

経鼻内視鏡を挿入するため、経鼻内視鏡検査に準じて前処置を行います。

狭窄部の評価のために造影検査を行う場合があるため、造影剤（ガストログラフイン®）が必要です。胃内容物が逆流し誤嚥のリスクが高いため、口腔内吸引できる準備をしておきましょう。

消化器外科 NURSING 別冊　**43**

D 超音波内視鏡下手技
（EUS：超音波内視鏡、EUS-FNA：超音波内視鏡下穿刺）

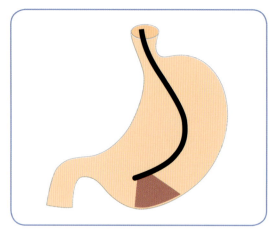

図4 超音波内視鏡下手技

EUS、EUS-FNA とは（図4）

　EUSは、超音波装置を持った内視鏡で、消化管の内腔から消化管壁や周囲組織・臓器などの診断を行う検査です。EUSに関連した手技としては、EUS-FNA（超音波内視鏡ガイド下穿刺）や、EUS下ドレナージ術などがあります。EUS-FNAは超音波内視鏡を用いて消化管内から標的とする臓器をリアルタイムで観察しながら穿刺を行い、細胞や組織を採取する手技です。

病棟ナースの看護のポイント

1 出棟前の確認ポイント

同意書、義歯の有無、バイタルサイン、最終経口摂取時刻、抗血栓薬内服の有無を確認しましょう。出棟時はルートを確保し、X線写真に写る着衣は外してください。

2 帰室後の確認ポイント

検査・治療内容や、術中の出血の有無、使用した鎮静薬の量、血圧の変動、呼吸状態などを確認しましょう。EUS-FNAを行った場合、出血・穿孔・膵炎（膵臓を穿刺した場合）を発症することがあるので、腹部症状に注意しましょう。術中鎮静をかけている影響で、帰室後もしばらく傾眠傾向である場合が多いです。帰室後の誤嚥性肺炎に注意しましょう。

内視鏡ナースの看護のポイント

1 必要物品の準備

EUS専用の内視鏡を用いて行います。EUS-FNAを行う際は、吸引生検針の準備もしましょう。針の太さにより使い分けることがありますので、各種準備しておきましょう。

2 検査中

通常の内視鏡検査と同様に、左側臥位で治療を行います。各種モニタ（血圧、脈拍、酸素飽和度）を装着します。場合によってはCO_2モニタ、BISモニタを使用することもあります。

治療中は同一体位であるため、ベッド上に低反発素材のマットを敷くようにしましょう。

消化器外科 NURSING 別冊　**45**

E 食道静脈瘤の内視鏡的治療
(EIS：内視鏡的静脈瘤硬化療法、EVL：内視鏡的静脈瘤結紮術、APC：アルゴンプラズマ凝固法)

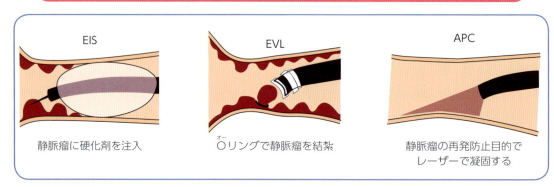

図5 EIS、EVL、APC

EIS、EVL、APC とは (図5)

　内視鏡による食道静脈瘤の治療法には、大別してEISとEVLとがあります。

　EISは静脈瘤の血管内に硬化剤を注入する治療法です。EVLはOリングというゴムバンドで静脈瘤を機械的に結紮する治療法です。食道静脈瘤破裂に対する緊急止血術の際は、EVLが選択されることが多いです。

　APCはEISやEVLによる治療を行った後、再発を予防する地固め療法として行われます。

病棟ナースの看護のポイント

1 出棟前の確認ポイント

　同意書、義歯の有無、バイタルサイン、最終経口摂取時刻、抗血栓薬内服の有無を確認しましょう。出棟時はルートを確保します。

　EISを行う際はX線写真に写る着衣は外してください。APCを行う際は、身に着けている金属類の有無、ペースメーカーなどの体内金属類の有無も確認しましょう。

　緊急止血の場合はショック状態である場合も多いため、全身状態の把握を速やかに行います。吐血・下血があれば、性状・量を確認しましょう。吐物による誤嚥をきたす場合があるため、側臥位を保つようにします。

2 帰室後の確認ポイント

治療内容や、術中出血の有無、使用した鎮静薬の量、血圧の変動、呼吸状態などを確認しましょう。

EIS を行った場合、使用した硬化剤の量や、大循環への逸脱の有無について確認しましょう。EIS の偶発症の一つに、硬化剤に起因する溶血による腎機能障害があります。治療後はハプトグロビンの静注と輸液による尿量確保が必要です。

EVL を行った場合は使用した O リングの数も確認しましょう。

また、術中鎮静をかけている影響で、帰室後もしばらく傾眠傾向である場合が多いです。帰室後の誤嚥性肺炎に注意しましょう。

内視鏡ナースの看護のポイント

1 必要物品の準備

EVL の場合、オーバーチューブ、EVL デバイスセットを使用します。EVL デバイスに適合する内視鏡を準備しましょう。

EIS を行う場合は穿刺針、薬剤（オルダミン®あるいはエトキシスクレロール®）、圧迫用バルーンを準備します。

APC を行う場合は高周波装置の動作確認と設定の確認をしておきます。

2 治療中

EVL と APC は通常の内視鏡検査と同様に、左側臥位で治療を行いますが、EIS の場合は仰臥位で行うこともあります。治療中は同一体位であるため、ベッド上に低反発素材のマットを敷くようにしましょう。

治療中、大量出血をきたす場合もあります。その際はショック状態に陥ることが考えられるため、救急カートを準備しておきましょう。血液誤嚥による誤嚥性肺炎を起こさないために口腔内吸引できる準備をしておきましょう。

（山田拓哉／三田英治）

第2章 説明にも！復習にも！ササッと使える
治療・ケアのズバリメモ

3 超音波内視鏡ガイド下治療ズバリメモ

A　総論　EUSとEUSガイド下手技とは？

超音波内視鏡（EUS）とは？

　超音波内視鏡（EUS）とは、先端に超音波のプローブが付いている内視鏡です。体外超音波による検査を行う場合、縦隔のリンパ節、胆管や膵管の一部、骨盤内の臓器は、体外から描出できない部分があります。肺の空気、腹壁、骨、消化管の空気などが、妨げとなるためです。超音波内視鏡は腸管の中から超音波検査を行うことで、体外からの超音波検査では描出できない部分を観察したり、CTやMRIよりも細かい画像を得ることができる検査です。

　超音波内視鏡は、一体型とマイクロプローブの2種類があります。一体型はラジアル型とコンベックス（リニア）型の2種類があります（図1）。

　ラジアル型は内視鏡の先端の全周に超音波プローブが付いており、内視鏡の軸に対して垂直面の360°の画像が得られます。コンベックス型は、体外超音波と同じようなプローブが付いており、内視鏡の軸と同じ画像で観察するものです。ラジアル型は観察用に用いられますが、コンベックス型は観察するだけでなく、画面を見ながら穿

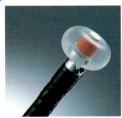
ラジアル型EUS。先端に水を満たしたバルーンを装着して観察します。
画像提供：富士フイルムメディカル（株）

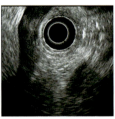
ラジアル型EUSの超音波画像。

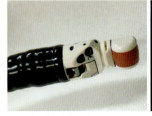
コンベックス型EUS。
画像提供：オリンパス（株）

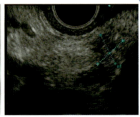
コンベックス型EUSの超音波画像。

図1 超音波内視鏡

48　消化器外科 NURSING 別冊

刺できる点が特徴です。マイクロプローブは先端に非常に小さな超音波プローブがついているカテーテルで、内視鏡の鉗子口から挿入して使用します。

EUS ガイド下手技とは？

コンベックス型 EUS を用いて穿刺を行い、組織採取、ドレナージ、薬の注入などを行う手技です。▷超音波内視鏡下吸引細胞診 ▷超音波内視鏡ガイド下ドレナージ ── が保険適用となっています。その他、がん疼痛に対する「超音波内視鏡下腹腔神経叢ブロック」を行っている施設もあります。

B **EUS-FNA**
(EUS-guided fine needle aspiration：超音波内視鏡下吸引細胞診)

膵臓など腹腔内の腫瘍は、画像診断の進歩により CT や MRI などの検査だけで診断がつけられるようになってきました。しかし、画像だけでは診断できない場合や、手術や薬物療法などの侵襲の大きい治療を行うにあたって病理学的な診断が必要となるケースも多くみられます。EUS-FNA は、消化管に接した病変や、内視鏡や体外から組織の採取がしにくい病変を、コンベックス型の超音波内視鏡を用いて FNA 針で穿刺して検体を採取し、細胞診や組織診を行う検査方法です。

EUS-FNA の実際

1 どのような患者に行う検査か

粘膜下腫瘍は、消化管壁にある腫瘍ですが、多くは消化管の粘膜からは生検を行っても病変の検体は取れず、穿刺することで腫瘍細胞や組織を採取することができます。また、膵腫瘍やリンパ節など、腹腔や後腹膜にあるけれど体外からは組織を取りにくい位置にある病変は、よい適応です。病理診断だけでなく、腹腔内の膿瘍や液体貯留を穿刺吸引し培養検査を行う場合もあります。

FNA 針は、EUS-FNA 専用の穿刺針です（図2）。パッケージの中には、穿刺針、スタイレット、吸引用のロック付きシリンジが入っています。スタイレットは開封時にすでに針の中に装着されています。穿刺針は内視鏡の鉗子口から挿入後ハンドルを

消化器外科 NURSING 別冊　**49**

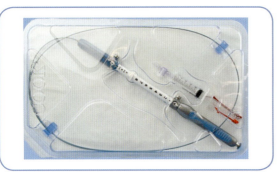

図2 FNA針
針、シリンジ、スタイレットが入っています。

ロックし、内視鏡に固定して使用します。19ゲージ・22ゲージ・25ゲージの針が販売されており、22ゲージ針を選択することが最も多いのですが、病変の種類や位置などにより針の太さを使い分けます。

2 検査の流れ（図3）

検査は、外来で行う場合や入院して行う場合があり、施設の状況により異なります。

（1）検査前

基本的に通常の内視鏡に準ずる準備を行います。▷同意書の取得 ▷薬物アレルギーの有無 ▷鎮痙薬の禁忌の有無 ▷出血傾向の有無 ── を確認します。検査前は禁食です。大腸（直腸）からの観察の場合には、大腸内視鏡と同様の前処置が必要となります。

（2）検査中

①通常の内視鏡検査と同様に咽頭麻酔を行い、左側臥位の姿勢で行います。ほとんどの場合鎮静薬を用いて行います。

②内視鏡を挿入し、胃や十二指腸から病変を観察します。

③穿刺する病変が同定できたら、穿刺の準備を行います。内視鏡の鉗子栓を外し、FNA針を挿入し、ハンドルを鉗子口にロックします。

④超音波画面を見ながら穿刺を行います。

⑤病変を穿刺したらスタイレットを抜去し、ハンドルの先端に陰圧をかけた吸引用のシリンジを装着します。術者が針を病変の中で動かすと、検体が針の中に吸引されます。

⑥5～10回ほど針を上下に動かしたところでシリンジの陰圧を解除し、針を内視鏡から抜去します。

⑦抜去した針の中の検体を押し出すため、針の先端をシャーレや濡れたガーゼなどの上に置き、再びスタイレットを針の中に挿入します。スタイレットを挿入する

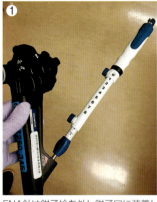
FNA針は鉗子栓を外し鉗子口に装着します。

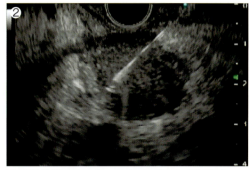
EUS-FNAの超音波画像。腫瘍に針が刺さっています。

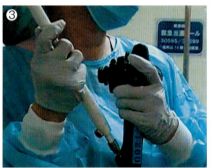
ハンドルを操作し、腫瘍内で針を上下させます。

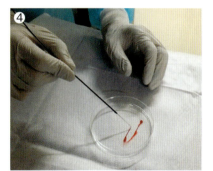
取れた検体をスタイレットで押し出し、検体を回収します。

図3 EUS-FNAの実際

と、赤い糸のような検体が押し出されてきます。

⑧ ③〜⑦の操作を、検体が十分に採取できるまで繰り返します。

⑨最後に、内視鏡画面と超音波内視鏡画面で出血がないことを確認し、終了します。

(3) 検査後

外来で行った場合には、数時間の安静後、鎮静薬の影響がなくなり腹部症状がなければ帰宅とします。入院で行った場合には、検査後数時間で安静解除とし経口摂取を再開する場合もありますし、翌日の腹部X線検査や血液検査で異常がなければ経口摂取再開とする場合もあります。

3 治療の合併症と看護のポイント

鎮静薬を使用した場合には、検査後は鎮静薬投与に伴う呼吸抑制や誤嚥性肺炎を起こす恐れがあります。また、穿刺に伴うものとして腹腔内出血や消化管出血が考えられます。膵臓の腫瘍を穿刺する場合、まれに膵炎を発症することもあります。検査後の腹部症状に気を付けましょう。

C EUS ガイド下ドレナージ

　EUS ガイド下ドレナージは、EUS ガイド下（超音波内視鏡ガイド下）に、仮性膵嚢胞や胆管、胆嚢、膵管を穿刺し、穿刺経路にステント留置や経鼻ドレナージカテーテル留置を行う治療です。「超音波内視鏡下瘻孔形成術」という手技名で保険収載されています。内視鏡的逆行性膵胆管造影（ERCP）と同様に、透視下で行います。

　EUS ガイド下膵嚢胞ドレナージ（EUS-CD）、EUS ガイド下胆管ドレナージ（EUS-BD）、EUS ガイド下胆嚢ドレナージ（EUS-GBD）、EUS ガイド下膵管ドレナージ（EUS-PD）などの種類があります。

EUS ガイド下膵嚢胞ドレナージ（EUS-CD）

1 どのような患者に行う治療か

　急性膵炎の炎症により、膵臓周囲に膵液や壊死物質が貯留し嚢胞状になったものを、「膵仮性嚢胞」や「被包化壊死」と呼びます（図4）。これらの病変は胃に接してできていることが多く、感染や腹痛などの症状がある場合、ドレナージが必要で、EUS ガイド下治療の良い適応です。

2 治療の流れ（図5）

（1）治療前

　基本的に通常の内視鏡に準ずる準備を行います。▷同意書の取得　▷薬物アレルギーの有無　▷鎮痙薬の禁忌の有無　▷出血傾向の有無 ── などを確認します。透視下の治

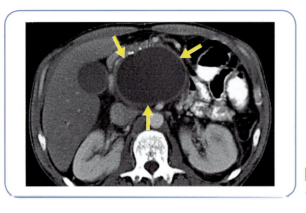

図4　膵仮性嚢胞のCT画像
矢印が膵仮性嚢胞。

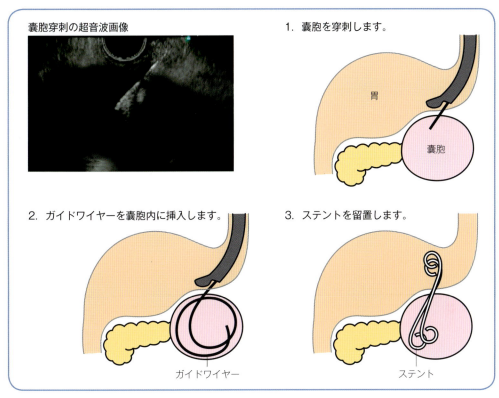

図5 EUSガイド下膵嚢胞ドレナージ

療になりますので、X線画像に写る衣服は避けましょう。

（2）治療中
①通常の内視鏡の前処置を行い、鎮痙薬、鎮静薬を投与し、内視鏡を挿入します。

②超音波画面で見ながらFNA針で嚢胞を穿刺し、内視鏡画面と透視画面を見ながらガイドワイヤーを嚢胞内に進めます。

③ガイドワイヤーを残したまま針を抜去します。

④ガイドワイヤーに沿わせて、ステントまたは経鼻ドレナージカテーテルを挿入します。複数本のステントを入れることもあります。ステントを留置した場合は、嚢胞の内容物は胃内に排出されます。

3 治療の合併症と看護のポイント

治療当日は特に出血や腹膜炎が要注意です。腹部症状、吐血の有無、バイタルサインに気を付けましょう。翌日は血液検査とX線検査を行い、治療効果、偶発症、ステントが適切な位置にあるかを確認します。

翌日以降は、ドレナージが不良であると症状が再燃し、追加の治療が必要となる場

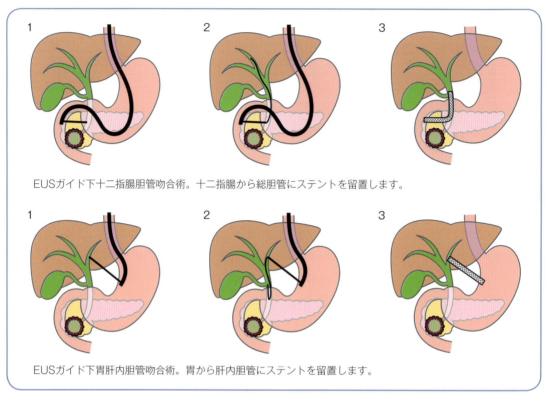

図6 EUS ガイド下胆管ドレナージ

合もありますので、自覚症状、血液検査、画像検査（CT や X 線など）で経過観察を行います。

EUS-BD（EUS ガイド下胆管ドレナージ／図6）

　腫瘍などによる胆管閉塞の治療は、一般的に ERCP 関連手技（内視鏡的胆道ステント留置：EBS）や経皮経肝胆道ドレナージ（PTBD）を行いますが、術後の再建腸管で ERCP が行えないなどこれらの治療法が行えない場合に、EUS-BD が選択されます。代表的なものとして、十二指腸から総胆管にステントを留置する EUS-CDS（EUS ガイド下胆管十二指腸吻合術）や、胃から肝内胆管にステントを留置する EUS-HGS（EUS ガイド下肝内胆管胃吻合術）など、さまざまな方法があります。

1 治療の実際

（1）検査前

　EUS-CD と同様です。

(2) 治療中

①通常の内視鏡の前処置を行い、鎮静薬を投与し、内視鏡を挿入します。

②超音波画面を見ながら、胃もしくは十二指腸から胆管を穿刺し、造影剤を注入し、
　胆管造影を行います。

③ガイドワイヤーを胆管内に進めます。

④ガイドワイヤーを残したまま針を抜去します。

⑤穿刺した経路を、ガイドワイヤーに沿わせて、ダイレーターやバルーンカテーテ
　ルなどで拡張します。

⑥ステントを留置します。

2 治療の合併症と看護のポイント

EUS-BD は、現状では合併症の多い治療方法です。

治療直後は特に出血や胆汁性腹膜炎を発症する恐れがあるため、腹部症状、吐血の
有無、熱やショックなどバイタルサインに気を付けましょう。方法によっては食道近
くを穿刺することもあり、重篤な縦隔炎を起こすこともあります。胸部症状にも気を
付けましょう。

翌日以降は血液検査と X 線検査を行い、出血・腹膜炎の有無を評価し、偶発症の
有無およびステントが適切な位置にあるかを確認します。腹部症状や発熱の有無には
特に気を付けましょう。

（山本夏代）

消化器外科 NURSING 別冊　　**55**

これで内視鏡治療にはまった！忘れられないエピソード

高齢患者の急変に、緊急ERCPの必要性を実感！

　私が胆膵内視鏡を初めて4年目、市中病院に勤務していたときのことです。私が午後の外来を始めたばかりの1時ごろのことでした。研修医から「救急外来に胆管炎の患者が来ています」と連絡を受けました。89歳の女性、普段はお元気な方でしたが、腹痛と発熱があり、歩いて来院されました。血液検査の結果、肝胆道系酵素が上昇しており、CT検査を行い、胆管結石による急性胆管炎の診断となりました。緊急内視鏡的逆行性膵胆管造影検査（ERCP）、胆管ステント留置が必要と判断し、「午後の外来が終わってから治療をしよう」と、研修医に指示を出しました。

　しかし、3時ごろになったところで「先生、血圧が下がっています！」と連絡を受けました。胆管結石の陥頓により、あっという間に急性閉塞性化膿性胆管炎となり、敗血症性ショックに移行していたのです。外来が終わり、あわてて内視鏡室に行くと、内視鏡室の看護師さんがすべて準備を整えておいてくれました。しかし、血圧は60台、意識も混濁しており、内視鏡を挿入するのも危険な状態となっていました。昇圧薬を使用しながらERCPを行ったところ、結石が十二指腸乳頭に陥頓していました。ステントを挿入すると、膿性の胆汁が噴出してきました。その後、患者は播種性血管内凝固（DIC）も併発しましたが、最終的には元気で退院されました。

　高齢者は重症でも症状に乏しいことが多く、注意が必要です。この症例で、緊急ERCPの必要性を実感しました。夜間や休日に緊急内視鏡を行うことは医師もスタッフもたいへんですが、元気で退院される患者さんをみると治療してよかったと感じます。緊急や急変にも対応できる正しい診断と高い技術が必要だと感じる症例でした。

（山本夏代）

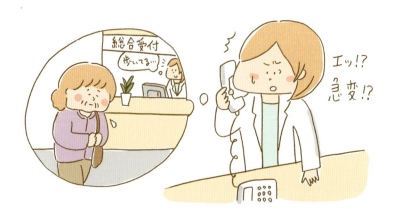

第3章

特徴をスッキリ整理！
器具・薬剤のはやわかり帳

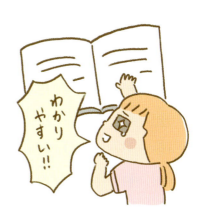

第3章 特徴をスッキリ整理！器具・薬剤のはやわかり帳

1 胆膵内視鏡に使う道具はやわかり帳

造影カテーテル（図1）

1 使用目的、種類

造影カテーテルを用いて、胆管または膵管挿管を行います。

カテーテルの先端は標準型・先細り型などがあり、先端部が湾曲するものもあります。また、▷ダブルルーメン ▷トリプルルーメン ▷ガイドワイヤーを留置したまま造影もできるシングルルーメンタイプ──があります。ガイドワイヤー併用下の胆管挿管をする場合に、ESTナイフ（P.60）を使用する場合もあります。

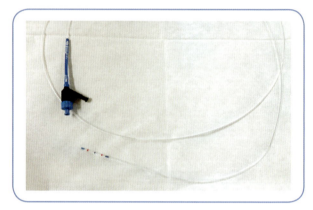

図1 造影カテーテル

2 使用時のコツと注意点

最近は造影のみの検査目的の内視鏡的逆行性膵胆管造影（ERCP）は少なく、精査・治療目的のERCPがほとんどのため、挿管のときからガイドワイヤーを入れておきます。ガイドワイヤーの滑りを良くするため、ガイドワイヤーを入れる前にルーメンを生理食塩水で満たしておきます。

胆管・膵管挿管の前に、カテーテル先端が十二指腸内腔にある時点で、造影剤でフラッシュしておく必要があります。胆管・膵管に空気が入らないようにするためです。

膵管造影はERCP後膵炎のリスクファクターであるため、最小限にとどめます。

胆管造影に関しては急性胆管炎の症例で注意が必要です。胆管造影により胆管内圧が上昇し、菌血症・敗血症に至る危険性があるため、造影は少量にします。それ以外の症例でも、胆管内圧を上昇させることで迷走神経反射が起きてしまうことがあるため、急速に造影剤を胆管内に注入することは避けます。

ガイドワイヤー（図2）

1 使用目的、種類

ガイドワイヤーは、▷目的の胆管または膵管への到達 ▷狭窄部の突破 ▷目的の部位への処置具挿入──のために使用します。

ガイドワイヤーには、親水性のものとハードタイプのものがあり

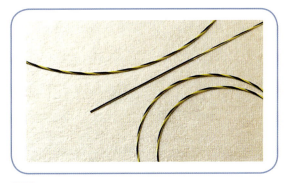

図2 ガイドワイヤー
画像提供：ボストン・サイエンティフィックジャパン（株）

ますが、ハードタイプのものも先端は親水性となっています。太さは0.018inchから0.035inchまでさまざまな径があり、先端の形状はストレート型とアングル型があります。

2 使用時のコツと注意点

目的の部位へ到達するためにガイドワイヤーで探る場合や狭窄部を突破する場合は、ガイドワイヤーを前後方向に動かすだけでなく、回転も加えます。回転トルクがガイドワイヤー先端に伝わりにくい場合は、ガイドワイヤー付属のトルクデバイスを使用します。

狭窄部の突破が困難な場合には親水性ガイドワイヤーを用いますが、処置具の交換には向かないため、狭窄部を突破した後にハードタイプのガイドワイヤーに交換します。

目的の部位にガイドワイヤーを留置したら、処置具を交換します。処置具は、ワイヤールーメンにガイドワイヤーを通すものと、先端がモノレール式になっているものがあります。処置具の種類によってワイヤールーメンのないものもあり、その場合はガイドワイヤーの脇から処置具を挿入・抜去します。助手は処置具を交換するとき、ガイドワイヤーが床などに触れて不潔になることのないように持ちます。ガイドワイヤーに造影剤が付着したままではガイドワイヤー交換時に滑りが悪くなるため、処置具交換の際には濡れたガーゼでガイドワイヤーを拭いておきます。

内視鏡またはX線透視画面でガイドワイヤーが動いていないことを確認しながら、術者と助手が協調して処置具の交換を行います。ガイドワイヤーに縞模様が付いているものは、ガイドワイヤーが動いていないかがわかりやすいため、内視鏡画面で確認できます。内視鏡画面でガイドワイヤーが見えない場合や、縞模様のないガイドワイヤーの場合はX線透視画面でもチェックします。ただし、透視を出す時間はできるだけ短くするようにします。

スフィンクテロトーム（EST用ナイフ／図3）

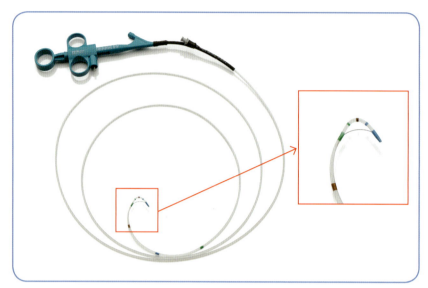

図3 スフィンクテロトーム
画像提供：ボストン・サイエンティフィックジャパン（株）

1 使用目的、種類

　先端にナイフが付いており、内視鏡的乳頭切開術（endoscopic sphincterotomy：EST）を行う際に使用します。ESTは、総胆管結石を除去する際や胆管ステントを留置する際などに行います。

2 ESTの方法と注意点

　胆管造影後にスフィンクテロトームを胆管内に挿入し、先端のナイフに高周波電流を流して乳頭の11時から12時方向を切開します。高周波電流を流すのには高周波発生装置を使用します。▷はちまきひだ上縁までの切開を小切開 ▷口側隆起上縁までを大切開 ▷小切開と大切開の間を中切開 ── とされています。

　ESTには、出血、穿孔などの偶発症があります。EST前には血小板数やプロトロンビン時間、抗血小板薬・抗凝固薬の内服の有無を確認しておきます。

EPBD バルーン（図4）

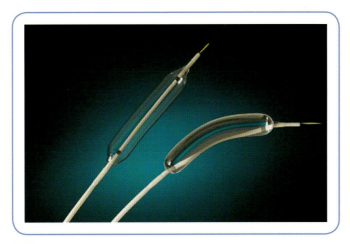

図4 EPBD バルーン
画像提供：ボストン・サイエンティフィックジャパン（株）

1 使用目的、種類

　先端にバルーンが付いており、内視鏡的乳頭バルーン拡張術（endoscopic papillary balloon dilatation：EPBD）を行う際に使用します。

　下部胆管径に合ったバルーン径の EPBD バルーンを使用します。出血傾向がある症例など、EST のリスクが高い場合に EPBD を選択します。ただし、EST よりも膵炎のリスクは多少高くなります。

2 EPBD の方法とコツ

　EPBD の方法は、まずガイドワイヤーにかぶせて EPBD バルーンを挿入します。バルーンの中央が乳頭部にくるようにします。希釈した造影剤を入れたインフレーターでバルーンをゆっくりと加圧し、X 線透視画面で乳頭の部分でくびれ（ノッチ）ができるのを確認します。くびれが消失するまでさらに加圧します。EPBD バルーンを抜去する際には、陰圧をかけてバルーンをしぼませます。

バスケットカテーテル（図5）

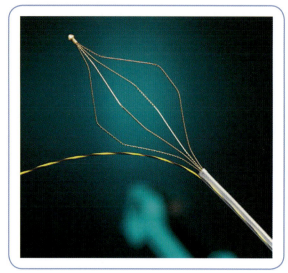

図5 バスケットカテーテル
画像提供：ボストン・サイエンティフィックジャパン（株）

1 使用目的、種類

結石を把持して除去する際に使用します。

ガイドワイヤールーメンのあるタイプ・ないタイプ、結石破砕ができるもの、など多くの種類があります。結石が大きい場合には、結石を破砕できる機械式砕石具を使用し、必要に応じて結石を破砕してから除去します。

2 結石除去の方法とコツ

まず胆管造影を行います。結石の大きさ・数および結石のある部位を確認し、使用するバスケットを決定します。

結石が複数個ある場合には、必ず胆管下端の石から順に除去します。

バスケットカテーテルを結石の少し上まで挿入して開き、結石をバスケットの中に入れて把持して除去します。バスケットカテーテルが十二指腸に出たら、内視鏡画面で結石が除去できたかどうか確認します。

バルーンカテーテル（図6）

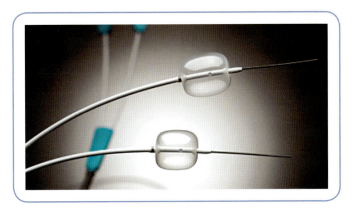

図6 バルーンカテーテル
画像提供：ボストン・サイエンティフィックジャパン（株）

1 使用目的、種類

結石や胆泥を除去する際に使用します。

ガイドワイヤールーメンおよび造影ルーメンが付いているタイプが多く、ガイドワイヤーを挿入したまま胆管造影を行うことができ、残石確認もできます。バルーンの大きさもさまざまなものがあるため、胆管径に合わせて選択します。

2 結石（胆泥）除去の方法とコツ

バルーンカテーテルの使用方法は、まず、バルーンカテーテルを胆管内に挿入し、目的の部位（肝門部、または必要に応じて肝内胆管）まで進めます。バルーンにシリンジで空気を注入し、胆管径に合わせてバルーンを膨らませます。造影をしながら、バルーンカテーテルを引いてきます。結石や胆泥が除去できたかどうか、内視鏡画面で確認します。

ENBD チューブ（図7）

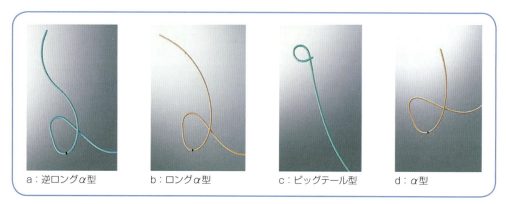

a：逆ロングα型　　b：ロングα型　　c：ピッグテール型　　d：α型

図7 ENBD チューブ　画像提供：オリンパス（株）

1 使用目的、種類

胆道ドレナージを外瘻で行う場合に使用します。

内視鏡的経鼻胆道ドレナージ（endoscopic nasobiliary drainage：ENBD）は、胆汁の量や性状を把握でき、チューブが閉塞しても洗浄ができるというメリットがあります。胆管造影を行うこともでき、また、抜去する際に内視鏡を挿入する必要もありません。しかし、患者の苦痛を伴うため、長期留置はできません。

左肝内胆管留置用の逆ロング α 型（図7a）、右肝内胆管留置用のロング α 型（図7b）、総胆管留置用のピッグテール型（図7c）および α 型（図7d）などがあります。

2 ENBD の方法とコツ

ENBD チューブ留置の際、まずはガイドワイヤーの滑りを良くするため、ENBD チューブに生理食塩水を通しておきます。ガイドワイヤーに沿わせて ENBD チューブを目的の位置まで進めます。X 線透視画像で ENBD チューブの位置を確認しながら、内視鏡をゆっくりと抜去します。

内視鏡の先端が口から出たらすぐに ENBD チューブを助手が口元で把持して、ENBD チューブが抜けないようにします。鼻からネラトンカテーテルを入れて口から出し、口から出たネラトンカテーテルの中に ENBD チューブを入れて鼻から出します。

X 線透視画像でチューブの位置を確認し、また、ENBD チューブから胆汁の流出があることを確認します。最後に鼻から出た ENBD チューブを顔に固定します。

胆管・膵管プラスチックステント（図8、9）

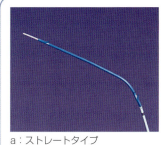
a：ストレートタイプ
ab：画像提供：ボストン・サイエンティフィックジャパン（株）

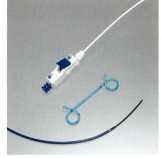
b：ピッグテールタイプ

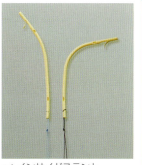
c：インサイドステント

図8 胆管プラスチックステント

1 胆管用

　胆管プラスチックステントは、一時的なドレナージ（総胆管結石による胆管炎など）や良性胆道狭窄に対するドレナージの際に使用します。

　さまざまな種類のプラスチックステントがありますが、ストレートタイプ（図8a）、ピッグテールタイプ（図8b）が主です。太さは7～10Frのものを多く用います。ステント下端を十二指腸に出さず、胆管内へ埋め込むように留置するインサイドステント（図8c）もあります。インサイドステントは回収が可能なようにステント下端に糸が付いており、糸が十二指腸に出るように留置します。

　ステント留置の方法は、まず造影カテーテルで胆管造影を行い、留置するステントを選択します。ガイドワイヤーで狭窄部を突破し、カテーテルを抜去します。ガイドワイヤーにステントを通してプッシャーチューブでステントを進めます。この際、助手はガイドワイヤーにテンションをかけます。ステントが目的の位置まで進んだらガイドワイヤーおよびプッシャーチューブを抜去します。

2 膵管用

　膵管プラスチックステントは、慢性膵炎による膵管狭窄などに対して使用します。膵管ステントには、分枝膵管からもドレナージができるように側孔が付いています。また、EPCP後膵炎を予防するために一時的に膵管ステントを留置することもあります。

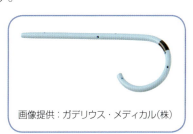
画像提供：ガデリウス・メディカル（株）

図9 膵管プラスチックステント

金属ステント（SEMS：self-expandable metallic stent／図10）

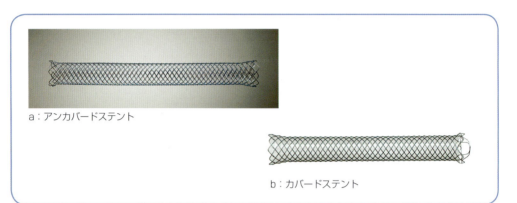

a：アンカバードステント

b：カバードステント

図10 金属ステント　画像提供：ボストン・サイエンティフィックジャパン（株）

1 使用目的と種類

　プラスチックステントよりも大口径で閉塞しにくいため、悪性胆道狭窄（膵がん、胆管がん・胆嚢がん、リンパ節転移などによる胆道閉塞）に対して用います。基本的には切除不能の症例に対して行います。

　金属製メッシュ状のアンカバードステント（図10a）と、メッシュに膜を被覆したカバードステント（図10b）があります。肝門部に留置する場合には、胆管側枝を塞がないようにアンカバードステントを使用します。複数本留置する場合もあります。中下部胆管閉塞に対してはカバードステントを主に使用します。

2 ステント留置の方法

　まずガイドワイヤーで狭窄部を突破し、造影カテーテルで胆管造影を行います。狭窄の長さおよび部位を評価し、留置するステントを選択します。ステント下端を十二指腸に出す場合にはESTを施行します。ガイドワイヤーにステントのデリバリーシステムをかぶせて胆管内に挿入します。このとき助手はガイドワイヤーを引いてガイドワイヤーの先端の位置が変わらないようにします。デリバリーシステムの内筒を固定して、X線透視画面でステントの位置を確認しながら外筒を引いてステントを展開します。下端を十二指腸に出す場合には、内視鏡画面でステントの下端の位置も確認します。ステントを留置したら内筒を抜去します。

（内野里枝）

第3章 特徴をスッキリ整理！器具・薬剤のはやわかり帳

2 消化管内視鏡で使う道具はやわかり帳

内視鏡の種類

消化管内視鏡検査に使用される内視鏡には、大別して▷直視鏡 ▷斜視鏡 ▷側視鏡——の3種類があります。ERCP（内視鏡的逆行性膵胆管造影）では側視鏡が使用されます（図1）。上部消化管内視鏡の通常の検査では直視鏡が用いられ、下部消化管内視鏡検査はすべて直視鏡です[1]。

検査前に必ず、吸引・送気・送水ができることを確認します。

検査終了後にファイバースコープを光源から外したときには、ファイバースコープの電気コネクタ部に防水キャップを取り付けます（最新の機種では不要のものもある）。これを忘れ浸水すると重大な故障の原因となります[1]。

1 直視鏡
進行方向に対物レンズがあり、視野は前方です。

2 側視鏡
進行方向に対し側面に対物レンズがあり、視野はほぼ90°側方です。

3 斜視鏡
進行方向に対し斜め方向に対物レンズがあり、視野は斜めを向きます。

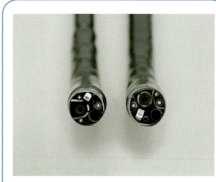
直視鏡　画像提供：オリンパス（株）

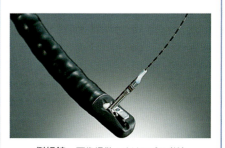
側視鏡　画像提供：オリンパス（株）

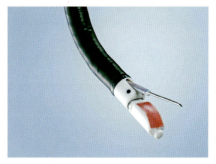
斜視鏡　画像提供：オリンパス（株）

図1 内視鏡の種類

消化器外科 NURSING 別冊　67

生検鉗子

内視鏡下で組織を採取する際に、鉗子口を通して挿入して使用します。カップの形状、針の有無、有効長などの違いに種類があり、用途に応じて使い分けます（図2）。

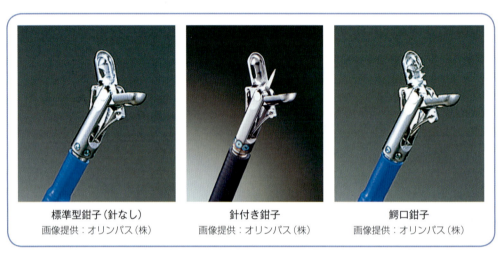

図2 生検鉗子

標準型鉗子（針なし）
画像提供：オリンパス（株）

針付き鉗子
画像提供：オリンパス（株）

鰐口鉗子
画像提供：オリンパス（株）

洗浄チューブ

鉗子口を通して挿入し、薬液を滴下するために用います。クリスタルバイオレットなどによる染色には標準型を用い、インジゴカルミンやルゴール液による染色には散布型を用います（図3）。

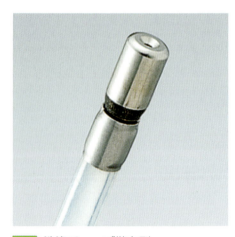

図3 洗浄チューブ散布型
画像提供：オリンパス（株）

止血鉗子

鉗子口を通して挿入し、高周波装置に接続し、出血点や露出血管を把持し、凝固止血します（図4）。モノポーラタイプとバイポーラタイプがあります[2]。

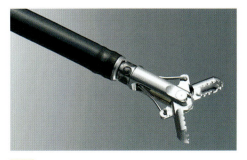

図4 止血鉗子　画像提供：オリンパス（株）

回転クリップ装置

止血処置、粘膜の縫縮、マーキングなどに使用します（図5）。クリップの形状とツメの長さには種類があり、用途によって使い分けます。

1 クリップの装着

カートリッジ内にシースを挿入し、スライダーを押してクリップを把持し、スライダーを引いて、把持したクリップを引き込み、装着します。

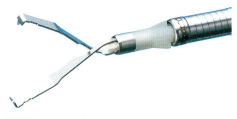

図5 クリップ　画像提供：オリンパス（株）

2 クリップの展開

鉗子口を通してシースを内視鏡に挿入し、スライダーをゆっくり押し出してクリップを出します。クリップが出たらスライダーをゆっくりと引き戻し、クリップの根元がシースの先端に嵌まり込む状態にします。さらにスライダーを引き戻すとクリップが開きます。

3 クリッピング

クリップを回転させて目的の部位にクリップの開脚方向を合わせます。目的部位へクリップを押し当て、さらにスライダーを引くとクリップが閉じてリリースされます。

4 クリッピング後

次のクリップを装着するためには、シース内に残存している連結棒を取り除きます。

局注針

　鉗子口を通して挿入し、内視鏡的粘膜切除術（endoscopic mucosal resection；EMR）／内視鏡的粘膜下層剝離術（endoscopic submucosal dissection；ESD）の際に粘膜を膨隆させるためや、止血の際の薬剤注入、点墨マーキングなどに用います（図6）。針の太さや長さには種類があり、目的に応じて使い分けます。

　針を出したまま鉗子口内で出し入れすると、鉗子チャンネル内の穴あきの原因となってしまいます。また針刺し事故を防ぐためにも、必ず道具出しや抜去の際には針が収納されていることを確認します。

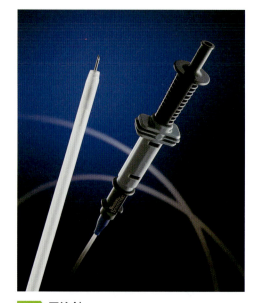

図6 局注針
画像提供：ボストン・サイエンティフィックジャパン（株）

スネア

　鉗子口を通して挿入し、通常は高周波装置に接続し、通電することによって、ポリープなどの病変を切除します。ワイヤー部分の形状（半月型、楕円型、六角型）や大きさ・硬さは、さまざまな種類があり、病変によって使い分けます（図7）。高周波を使用せずにスネアによる絞扼のみで切除するコールドスネアポリペクトミーの際にも使用されるものもあります。

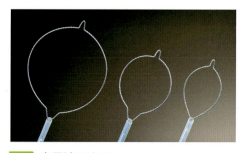

図7 高周波スネア　画像提供：オリンパス（株）

把持鉗子

　鉗子口を通して挿入し、切除した病変の回収や異物除去の際に使用します。W字型、V字型、鰐口型、三脚型、五脚型、バスケット型、回収ネットなど、さまざまな種類があり、状況によって使い分けます（図8）。

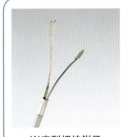
W字型把持鉗子
画像提供：オリンパス（株）

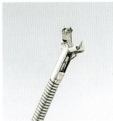
V字型把持鉗子
画像提供：オリンパス（株）

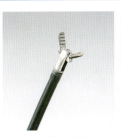
鰐口型把持鉗子
画像提供：オリンパス（株）

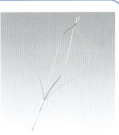
バスケット型把持鉗子
画像提供：オリンパス（株）

図8　把持鉗子

アタッチメント

　ファイバースコープの先端に装着するものの総称です。通常は先端から数ミリメートル出た状態で、対物レンズの横に側孔がくるように位置を合わせ装着します。

　観察部や処置部と適切な距離を保つ場合や、接線方向の観察や大腸のヒダの裏側を観察する場合に、良好な視野を確保する目的で使用します。内視鏡治療時や拡大内視鏡観察時、下部消化管内視鏡挿入時に装着するものから、異物除去で異物を収納する際に使用するものなど、硬さや大きさ、形状はさまざまなものがあり、用途に応じ使い分けます（図9）。

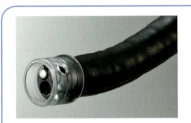
透明キャップ　画像提供：オリンパス（株）

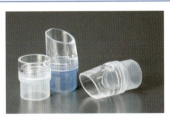
SBフード
画像提供：住友ベークライト（株）

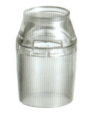
STフードショートタイプ
画像提供：富士フイルムメディカル（株）

図9　アタッチメント

消化器外科 NURSING 別冊　71

高周波ナイフ

鉗子口を通して挿入し、高周波装置に接続して、ESDでの全周切開や剥離に使用します。先端の形状はさまざまな種類のものが存在します（図10）。先端形状の違いにより、ITナイフと、先端系、ハサミ系があります[3, 4]。

術者に手渡す際には、ナイフ部分が収納された状態あるいは閉じられた状態であることを確認して渡します。

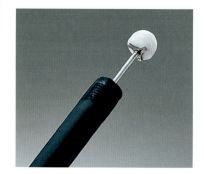
ITナイフ：IT Knife2
画像提供：オリンパス（株）

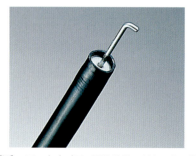
先端系：フックナイフ　画像提供：オリンパス（株）

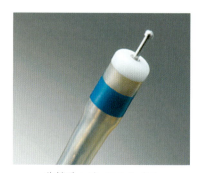
先端系：デュアルナイフ
画像提供：オリンパス（株）

図10 高周波ナイフ

対極板

高周波装置でモノポーラ方式の処置具を使用する際に必要となります。処置具から出力された電流は患者を通り、対極板で回収されます。

しっかり接着されていないと熱傷の恐れがあるため、凹凸にならないように、しっかりと全面を密着させるように貼ります。貼付位置は平坦で血行の良い筋肉質の部位が望ましく、大腿部や臀部に貼付されることが多いです[5, 6]。

（瀬戸元子）

引用・参考文献

1) 中島寛隆ほか. カラー写真で必ずわかる！消化器内視鏡：適切な検査・治療のための手技とコツ. 改訂版. 東京, 羊土社, 2010, 20-1.
2) 日本消化器内視鏡学会監修, 日本消化器内視鏡学会卒後教育委員会編集. 消化器内視鏡ハンドブック. 東京, 日本メディカルセンター, 2012, 273-4.
3) 消化器内視鏡　技師・ナースのバイブル：検査・診断・治療の看護・介助. 田村君英ほか編. 東京, 南江堂, 2009, 45.
4) 日本消化器内視鏡学会監修, 日本消化器内視鏡学会卒後教育委員会編集. 消化器内視鏡ハンドブック. 東京, 日本メディカルセンター, 2012, 252-3.
5) 日本消化器内視鏡学会監修, 日本消化器内視鏡学会卒後教育委員会編集. 消化器内視鏡ハンドブック. 東京, 日本メディカルセンター, 2012, 123-4.
6) 日本消化器内視鏡技師会　内視鏡看護委員会監修・執筆. 消化器内視鏡看護　基礎と実践知. 名古屋, 日総研出版, 2012, 47.

第3章 | 特徴をスッキリ整理！
器具・薬剤のはやわかり帳

3 内視鏡治療に使用する＆注意する薬剤 はやわかり帳

A　鎮静薬

いつ、どんな目的で使用する薬か

　少なからず苦痛を伴う検査・治療である上下部消化器内視鏡を、患者が苦痛なく受けられるようにするために行うのが鎮静（sedation）です。日本では外国と比較して、鎮静をせずに検査を行う施設が多い傾向にありましたが、近年、内視鏡技術の進歩に伴い長時間の内視鏡検査・治療を行う機会が増加し、検査・治療ともに鎮静を必要とする機会が増加しています。

　鎮静は患者の意識レベルを低下させることであり、痛みを軽減する鎮痛とは異なります。内視鏡時には鎮静薬と鎮痛薬を併用することも少なくありませんが、本稿では鎮静薬について述べていきます。

代表的な薬

　内視鏡時の鎮静薬として主に用いられるのはベンゾジアゼピン系薬剤です。最近は新しい静脈麻酔薬であるプロポフォールやデクスメデトミジンなどの薬剤も用いられることが多いです。それぞれの薬剤の特徴を述べていきます。

1 ベンゾジアゼピン系

　代表薬として、ジアゼパム（セルシン®、ホリゾン®）、フルニトラゼパム（サイレース®）、ミダゾラム（ドルミカム®）などがあります。

　傾眠、抗不安作用などにより検査・治療の苦痛を軽減させますが、これらの薬剤は使用する量によっては呼吸抑制をきたします。上記三剤はそれぞれ、持続時間、鎮静作用の強さ、呼吸抑制の度合いが異なり、使用の際にはこれらの違いについて熟知したうえで使用する必要があります。

74　消化器外科 NURSING 別冊

2 プロポフォール

静脈麻酔薬であるプロポフォールは、半減期が短く、安定した鎮静を得やすい優れた薬剤です。循環動態抑制作用、呼吸抑制作用を有しているため、「全身状態を専任で監視する麻酔技術に熟練した医師が必要である」と添付文書に明記されていますので、使用の際には注意が必要です。

3 デクスメデトミジン（プレセデックス®）

デクスメデトミジンは非挿管下処置における鎮静薬であり、他の薬剤と比較して呼吸抑制が少ない薬剤です。検査・治療を行う医師とは別の医療従事者による全身管理を要しますが、長時間の安定した鎮静に適した薬剤です。しかし、至適鎮静レベルに達するまでに時間を要するため、スクリーニングの内視鏡検査のための鎮静には使いにくい薬剤と考えられます。

4 フルマゼニル（アネキセート®／ベンゾジアゼピン系薬剤の拮抗薬）

ベンゾジアゼピン系薬剤の使用中に、強い呼吸抑制などが出現した際に使用する薬剤です。しかし、フルマゼニルの半減期は多くのベンゾジアゼピン系薬剤より短いため、フルマゼニル使用後に再度鎮静作用が出現する可能性もあり、注意が必要です。

看護師がみておくべきポイント

1 投与前の注意事項

すべての鎮静薬にはさまざまな副作用が出現する可能性があります。多くの薬剤は呼吸抑制や循環動態抑制の可能性を有しており、患者に呼吸器疾患や循環器疾患などがなく、安全にこれらの薬剤を使用できるかを確認する必要があります。

また、使用には循環動態や呼吸状態の監視が必要であるため、血圧モニタ、パルスオキシメータの準備ができているか確認する必要があります。また使用後、覚醒が遅延した場合にはリカバリーベッドが必要な場合もあるため、使用できる環境があるか確認しましょう。

2 投与中の注意事項

使用中は、前述の循環動態および呼吸状態の確認を常に行う必要があります。患者自身を監視しつつ、血圧モニタおよびパルスオキシメータに問題がないか確認をしていきます。呼吸状態によっては酸素吸入や拮抗薬の使用、気管挿管の可能性もあるため、これらを常に使用できる準備をしている必要があります。

消化器外科 NURSING 別冊　**75**

３ 投与後の注意事項

　検査・術後も必要に応じて十分に覚醒するまでリカバリーベッドにて監視を行う必要があります。いったん覚醒しても再度鎮静効果がみられる場合もあるため注意が必要です。外来の検査などでこれらの薬剤を使用する場合は、検査後しばらく傾眠や注意力低下が認められる場合があり、日常生活において十分注意をするようアナウンスしましょう。

（小田島慎也）

B　鎮痙薬

いつ、どんな目的で使用する薬か

　消化管運動抑制のために、前投薬として用いることが一般的です。投与経路は、筋肉注射（肩、臀部）、静脈注射があります。いずれの薬剤も、投与前に問診をし、禁忌となる事項がないかどうか確認をしてから投与する必要があります。

代表的な薬

１ ブチルスコポラミン（ブスコパン®）

　抗コリン作用により、唾液や粘液の分泌を抑制したり、消化管運動を抑制したりするといわれています。一回 10〜20mg を投与します。

２ グルカゴン

　ブチルスコポラミンに比べて作用時間が短いため、ブチルスコポラミンの使用はできないが消化管運動は抑制したい場合に、グルカゴンを使用します。1USP 単位（1バイアル）を 1mL の注射用水に溶解し、0.5〜1USP 単位を投与します。

３ ℓ-メントール（ミンクリア®）

　前投薬ではありませんが、内視鏡検査中の胃蠕動運動抑制の効果があります。主に胃前庭部の蠕動を抑制する目的で、鉗子栓から直接散布します。

76　消化器外科 NURSING 別冊

それぞれの薬の注意事項

1 ブチルスコポラミン

抗コリン作用で症状が悪化する疾患を有する患者には投与できません。問診では、▷緑内障 ▷前立腺肥大症 ▷心疾患（不整脈、心不全）── を有するかどうかを確認する必要があります。

また、投与後の副作用として、口渇、心悸亢進、目の調節障害などが知られています。そういった症状が現れても副作用である可能性が高く一時的なものなので心配はいらないこと、作用時間は数時間続くため検査当日は自動車や自転車などの運転は避けることを、伝える必要があります。

2 グルカゴン

問診では、糖尿病の有無を確認する必要があります。

投与後の副作用として、二次性の低血糖、低血圧となる場合があります。検査終了後、予防的に糖分を摂取するよう注意を促す必要があり、低血糖の症状（嘔気、冷汗、震え、意識障害）が出現した場合は、食事をとって血糖を上昇させる必要があることを伝えます。

3 ℓ-メントール

ミンクリア®にはアレルギーを除いて大きな副作用はありません。そのため、併存疾患により上記の薬剤が使用できない場合でも使用でき、消化管運動を抑制する効果が期待できます。 　　　　　　　　　　　　　　　　　　　　　　　　　　　（皆月ちひろ）

C　咽頭麻酔薬

いつ、どんな目的で使用する薬か

経口の上部消化管内視鏡検査は非常に優れた検査ですが、一方で、咽頭部をスコープが通過する際や検査中の接触により嘔気や苦痛を伴います。このような苦痛を緩和するために、通常は咽頭部にリドカイン（キシロカイン®）を用いた局所麻酔を行います。

代表的な薬

1 キシロカイン®ゼリー、キシロカイン®ビスカス

3〜5分間、咽頭にためた後、ゆっくり飲み込みます。

2 キシロカイン®スプレー

咽頭部に噴霧します。

投与量

リドカインの濃度は、キシロカイン®ゼリー・ビスカスが2%であるのに対しキシロカイン®スプレーは8%と多く含まれているので、過剰な投与にならないように注意する必要があります。

局所麻酔には天井効果がありますので、過剰に投与しても効果は上がりません。できるだけ副作用を軽減させるためにも、リドカイン換算で200mgを超えないように投与することが必要と報告されています（添付文書）。施設により実際の投与量・方法には差がありますが、キシロカイン®ゼリー・ビスカスであれば通常5〜15mL（10〜30mg）、スプレーなら1〜5回噴霧（8〜40mg）で十分と考えられ、医師が必要と判断した際には追加の麻酔を行うことがあります。

投与前の注意事項

投与前には必ず、リドカインに対するアレルギーがないことを確認する必要があります。またスプレーには少量のアルコールが含まれているため、患者がアルコール不耐ではないかを確認します。確認をする際には、実際の投与前に、医師とのダブルチェックが望ましいと考えられます。

投与後の注意事項

投与後も患者が気分不快等を訴えないかを慎重に観察する必要があります。もしそのような症状が現れた際には患者を安静にさせ（可能であれば臥床）、血圧・脈拍・酸素飽和度等のバイタルサインを確認します。もし意識障害や呼吸困難感等の緊急処

置を要する症状が出現した場合には速やかに医師に報告し、適切な対応をとる必要があります。 （竹内千尋）

D　内視鏡的止血術の薬

内視鏡的止血術とはどんな治療か

消化管出血をきたす症例には、適宜、輸液・輸血を行い、血行動態に注意しながら緊急内視鏡で出血源の検索および止血処置が必要となります。内視鏡的止血術の種類は表1のように大別されますが、原因や出血の状況に応じて、適切な止血法を選択したり組み合わせたりしながら処置を行います。本項では、内視鏡処置で用いられる止血薬について解説します。

表1 内視鏡的止血術の種類

機械的止血法	● クリップ止血法 ● 内視鏡的静脈瘤結紮術（EVL） ● バルーン圧迫法
熱凝固法	● 止血鉗子 ● アルゴンプラズマ法 ● ヒータープローブ法
局注法	● 高張食塩水エピネフリン局注 ● 純エタノール局注 ● シアノアクリレート系薬剤注入
薬剤散布法	● トロンビン液・粉末 ● アルギン酸ナトリウム ● フィブリン糊

代表的な薬

1 高張食塩水エピネフリン（HSE）、純エタノール

HSE は、露出血管近傍に数カ所局注し、組織の膨化、血管壁のフィブリノイド変性、血栓形成により止血を得ます。純エタノールは、脱水固定作用により強い組織侵襲性を示します。いずれの方法も、深い潰瘍では穿孔をきたす危険性があり、注意が必要です。

2 シアノアクリレート系薬剤

シアノアクリレート系薬剤は組織接着剤であり、血液と重合して物理的に止血を得る方法で、主に胃静脈瘤破裂に対して用いられます。偶発症として他臓器塞栓症への注意が必要となります。

消化器外科 NURSING 別冊　**79**

3 トロンビン、アルギン酸ナトリウム

フィブリン形成促進により止血効果を得る方法で、薬剤散布のみの効果は限定的なため、生検後の出血予防や他の止血処置後の補強として用いられることが多いです。

4 フィブリン糊

現在はフィブリン糊が単独で止血薬として用いられることはありませんが、内視鏡治療後の後出血や穿孔などの偶発症予防として、吸収性組織補強材であるポリグリコール酸シートで、フィブリン糊を用いて内視鏡治療後創部を被覆する方法が注目され、臨床試験などで効果の検証が行われています。

フィブリン糊は血漿分画製剤であるため、使用にあたっては感染症などのリスクを説明し同意を得る必要があります。　　　　　　　　　　　　　　　　（片岡陽佑）

E　EIS の薬

EIS はどんな治療か

肝硬変に伴う門脈圧亢進症によって起こる胃食道静脈瘤は、その破裂によって大量出血をきたすことがあり、破裂時の緊急止血や予防的治療として内視鏡的静脈瘤硬化療法（endoscopic injection sclerotherapy：EIS）が施行されます。

EIS は、内視鏡的に胃食道静脈瘤を穿刺して静脈瘤内に硬化剤を注入することで静脈瘤を消退させる治療法で、同じく内視鏡的に施行される内視鏡的静脈瘤結紮術（endoscopic variceal ligation：EVL）よりも、技術的な難易度が高いものの再発率が低い方法として知られています。

代表的な薬

硬化剤として使用される薬剤としては、モノエタノールアミンオレイン酸（EO：オルダミン®）、ポリドカノール（AS：エトキシスクレロール®）、シアノアクリレート（CA：ヒストアクリル®）があります。

EO と AS は主に予防的治療において、血管内注入もしくは血管外注入で使用されます。血管内注入では血管内皮を障害することで、血管外注入では周囲の血管に炎症

を惹起することで、それぞれ血管内に血栓を形成して静脈瘤を消退させます。

CAは主に緊急止血で使用されます。血管内に注入されると速やかに水分と反応して重合体を形成して、静脈瘤内を充満することで、止血効果を得ることができます。

なお、EOはカテーテルによる胃静脈瘤治療（balloon-occluded retrograde transvenous obliteration：BRTO）で一般的に使用される薬剤でもあります。

注意事項

投与前後の注意事項としては、薬剤に対するアレルギー以外にも、硬化剤により生じた血栓が塞栓症を起こす可能性が挙げられます。

また、EOは赤血球を溶血させることによる腎機能障害のリスクがあるので、使用後の尿量や腎機能のチェックが必要です。治療翌日にはヘモグロビン尿症（尿の色が赤～褐色になる）が出現することがありますので、事前に患者さんには説明しておくほうがよいでしょう。

EOは0.5mL/kg以上の使用で直接心筋に作用して心拍出量の低下と徐脈をきたす可能性もあるため、使用量が多くなってしまった場合には心電図や血圧などの変化に十分注意する必要があります。 　　　　　　　　　　　　　　　　　　　　（小野敏嗣）

F　聴取・申し送りが必要な薬

なぜこれらの薬の情報が必要か

消化器内視鏡において出血は重要な合併症の一つであり、出血のリスクとなる抗血栓薬内服の有無を、事前に把握しておく必要があります。患者が抗血栓薬を単剤内服している場合の対応をまとめたものが表2です。多剤を併用して内服している場合は基本的にこれらの組み合わせになりますが、その場合も担当医に対応を確認する必要があります。

注意事項

日本消化器内視鏡学会の「抗血栓薬服用者に対する消化器内視鏡診療ガイドライン」

第3章
③ 内視鏡治療に使用する＆注意する薬剤　はやわかり帳

消化器外科 NURSING 別冊　**81**

表2 抗血栓薬（抗血小板薬、抗凝固薬）単剤内服時の対応

/：または
※1：内視鏡的粘膜生検、出血低危険度内視鏡では血栓症低危険群の症例については各薬剤に応じた休薬を検討してもよい
※2：事前の採血でPT-INRの値が治療域であることを確認する
※3：非弁膜症性心房細動の場合
※4：服用時間から推定した血中濃度のピーク期をさせて処置を施行する

	一般名	代表的な商品名（®は割愛）	通常消化器内視鏡/内視鏡的粘膜生検/出血低危険度内視鏡	出血高危険度内視鏡
抗血小板薬	アスピリン（ASA）	バイアスピリン、アスピリン、バファリン、タケルダ（PPIとの合剤）	継続可※1	継続可/3〜5日休薬
	チエノピリジン系薬 クロピドグレル	プラビックス		ASA or CLZ置換/5〜7日休薬
	チエノピリジン系薬 チクロピジン	パナルジン		
	その他の抗血小板薬 シロスタゾール（CLZ）	プレタール		1日休薬
	その他の抗血小板薬 イコサペント酸	エパデール		
	その他の抗血小板薬 サルポグレラート	アンプラーグ		
	その他の抗血小板薬 ジピリダモール	ペルサンチン		
	その他の抗血小板薬 ベラプロスト	ドルナー、プロサイリン		
	その他の抗血小板薬 リマプロスト	オパルモン、プロレナール		
抗凝固薬	ワルファリン	ワーファリン、ワルファリンK	継続可※2	継続可※2/DOAC置換※3/ヘパリン置換
	ダビガトラン	プラザキサ	継続可※4	当日のみ休薬
	アピキサバン	エリキュース		
	リバーロキサバン	イグザレルト		
	エドキサバン	リクシアナ		

日本内視鏡学会. 抗血栓薬服用者に対する消化器内視鏡ガイドライン. 2012.
直接経口抗凝固薬（DOAC）を含めた抗凝固薬に関する追補. 2017. より作成

　では、観察のみの消化器内視鏡では、抗血栓薬は単剤内服の場合でも多剤内服の場合でも休薬せず施行してよいとされています。

　一方で、組織生検や処置を行う内視鏡の場合は手技に伴う出血のリスクがあるため、可能であれば事前の抗血栓薬休薬が望ましいとされています。しかし、本来、抗血栓薬は脳梗塞や心筋梗塞などの致死的な合併症を予防するために内服している薬剤であ

り、休薬することでそれらの血栓症を起こすリスクがあります。そのため休薬しないで内視鏡を行う場合があり、各薬剤について内視鏡の出血危険度に応じた対応が推奨されています。出血をきたした場合の対応が可能かどうかも含め、施設における対応を事前に確認しておくことが肝要です。　　　　　　　　　　　　　　　（齋藤　格）

うれしかった看護師さんのナイス介助！

看護師が介助に入ることで、術中のストレス軽減に！

　大腸における内視鏡治療は便との闘いでもあります。特に内視鏡的粘膜下層剝離術（ESD）においては治療時間が長時間に及ぶことも多く、終了時の内視鏡室の血液交じりの水様便だらけの有様を見ると、われながら驚くことも多いです。治療中はその水様便の排出が持続的に起こっているのですが、治療に集中している術者も、やはり排便には気を取られてしまうことが多く、流れてくる排便がガウンに付きそうになるときには治療への集中が途切れてしまうこともありました。

　以前、われわれの施設では、医師のみでESDを行っていたのですが、医師の職業柄なのか、もしくは教育を受けていないためなのか、その排便に対する配慮はまったくされておらず、しようとも思っていませんでした。その後、徐々に内視鏡治療に対する介助の重要性が認識されてきたことからESDに看護師が入るようになったのですが、起こった変化の一つが、このESD中の排便への対処です。

　患者さん自身への汚染だけでなく、可能な限り内視鏡中に排便への影響が術者・介助者に及ばないような準備をしてもらいました。これだけのこと？　と思うかもしれないですが、術中のストレスが少ないことが手術の技術に影響を与えることは明らかですので、このような、医師だけでは気付かないようなちょっとしたことで、内視鏡治療の質を上げることができるのだということを実感した経験でした。

　もちろんこれは治療の質という問題だけではなく、内視鏡治療部門全体の感染対策にもつながる重要な問題でもあります。内視鏡処置具の操作なども看護師や内視鏡技師の大事な仕事になると思いますが、看護師や技師の視点でのみ思いつくようなアイディアを出してもらうことも重要なことだと思います。

（小田島慎也）

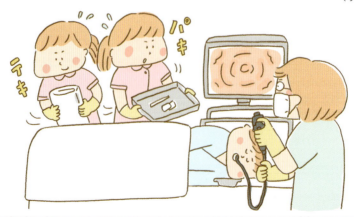

第 4 章

説明はこれでバッチリ！
そのまま使える「患者説明イラスト」
　　　　　　　　説明みほんつき

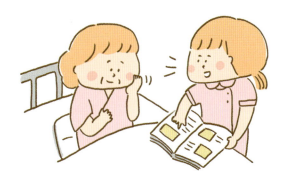

第4章 説明はこれでバッチリ！
そのまま使える「患者説明イラスト」説明みほんつき

1 そのまま使える 胆道ドレナージ「患者説明イラスト」

A　ERCPと関連手技の説明シート＆説明みほん

目的と方法

1 ERCP（検査）

　内視鏡的逆行性膵胆管造影（endoscopic retrograde cholangiopancreatography：ERCP）は、胆道や膵臓の病気が疑われる場合に行われる検査です。内視鏡を使用して、十二指腸から胆管または膵管に細い管（カテーテル）を入れて造影検査を行うことにより、胆管や膵管の閉塞や狭窄などの異常が診断できます。

2 ERCPの関連手技（治療）

　胆管は、肝臓で作られる胆汁を十二指腸に運ぶ道です。腫瘍や石などで胆管が閉塞あるいは狭窄すると、黄疸（全身が黄色くなる）や胆管炎（高熱や腹痛が出る）を発症することがあります。ERCPでそのような異常を見つけた場合に、狭くなった胆管にチューブを入れて胆汁が流れるようにする処置を行うことがあります。

　チューブの一端を、十二指腸から胃〜食道〜鼻を経由して体の外に出す方法を内視鏡的経鼻胆道ドレナージ（endoscopic nasobiliary drainage：ENBD）といいます。短いチューブ（ステント）の一端を胆管に、もう一端を十二指腸内に置いてくる方法を内視鏡的胆道ステント留置（endoscopic biliary stenting：EBS）といいます。

ENBDとEBSの使い分け

　ENBDとEBSの大きな違いは胆汁の排出先です。ENBDは鼻から出ているチューブからボトルに胆汁を排出します。EBSは十二指腸に排出します。

1 ENBDの長所・短所

　ENBDは排液の量や性状の観察が可能なため、治療効果の確認がしやすく、チュー

ブトラブルの診断も容易です。一方、腸からの脂肪吸収に必要な胆汁を体外に排出してしまいます。またチューブやボトルを常に携行する必要があるので患者さんに負担がかかります。そのため、術前など短期間のドレナージでよい場合に選択されます。

2 EBSの長所・短所

EBSは胆汁が健常者と同じように十二指腸に流れ、自然な胆汁の循環となります。チューブは体内に収まっているため患者さんに負担がかかりません。

一方、うまくドレナージできているかどうかの判断には採血検査結果や患者さんの症状をしっかり把握する必要があります。また多くの場合、チューブの一端は十二指腸内にあるため、食物残渣が詰まって閉塞したり、腸内の細菌が胆管内に入り胆管炎を起こしたりします。そのような場合には内視鏡でステントを抜去したり、再度ステントを留置したりする必要があります。

長期にドレナージする必要がある場合やチューブの管理が困難な患者さんの場合に選択されます。

看護と患者説明のポイント

処置当日は絶飲食です。

処置をすると急性膵炎、消化管穿孔、出血、胆管炎などの重篤な合併症が起こることがあります。腹痛、背部痛、下血、発熱などの症状に注意が必要です。また処置時に鎮静薬を用いることが多いため処置直後はモニタリングを行い、呼吸抑制や誤嚥性肺炎への注意が必要です。

ENBDではチューブを引っ掛けて抜いてしまわないように気を付けます。また排液ボトルが胆管の位置より高いところにあると胆汁がうまく排出されないので、必ず胆管内のチューブ先端よりも低い位置になるようにします。

消化器外科 NURSING 別冊　87

ERCP説明イラスト&説明みほん

内視鏡を使って、膵管や胆管にカテーテル(細い管)を挿入して、造影する検査です。膵管や胆管の病気(膵がん、胆管がん、胆石など)がわかります。

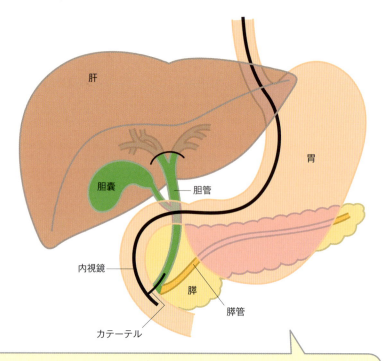

検査前後は絶飲食が必要です。許可が出るまで飲水や食事は止めてください。通常は翌日から飲食は可能となります。

- 検査の合併症として急性膵炎を起こすことがあります。腹痛や背部痛などの症状があります。膵炎を起こした場合には数日間以上絶食が必要になることがあります。
- 頻度はまれですが、消化管穿孔(穴があく)の合併症があります。穿孔を起こした場合には緊急手術が必要になることがあります。
- 病気の種類によっては検査後に下血(便に血が混じること)をする場合があります。便が真っ黒になったり赤くなったりした場合にはお知らせください。

ENBD説明イラスト&説明みほん

内視鏡を使って胆管にチューブの一端を挿入し、そのチューブのもう一端を、十二指腸から胃、食道、鼻を通して体の外に取り出し、ボトルにつなぎます。胆汁がこのチューブを通ってボトルにたまります。
黄疸や胆管炎の治療になります。

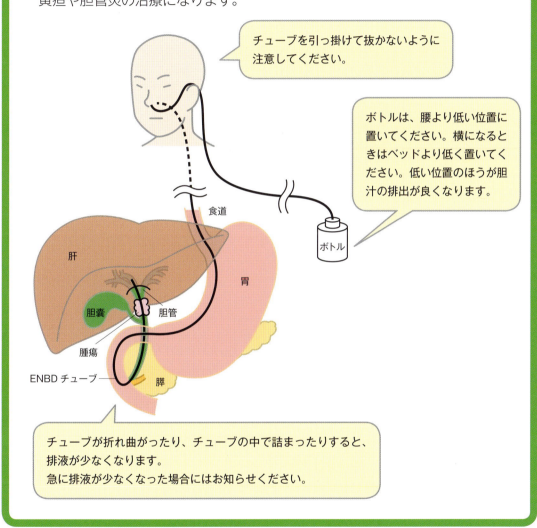

- 排液が多い場合には脱水になることがあります。水分をしっかりとるように心掛けてください。場合によっては排出してきた胆汁を飲んでいただくこともあります。

EBS説明イラスト&説明みほん

内視鏡を使って胆管にチューブ（ステント）を入れ、胆管内に置いてきます。胆汁はこのステントを通って十二指腸に流れます。
黄疸や胆管炎の治療になります。

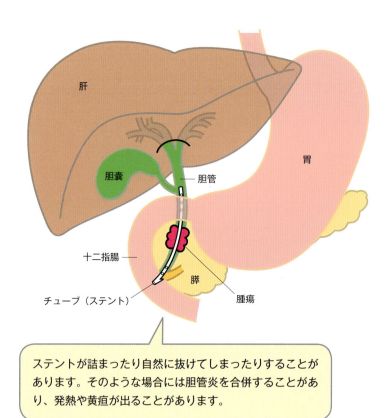

ステントが詰まったり自然に抜けてしまったりすることがあります。そのような場合には胆管炎を合併することがあり、発熱や黄疸が出ることがあります。

- 胆管炎は重篤になることがあります。退院後も、急に高熱が出たり黄疸が出たりした場合は連絡してください。
- 便が白くなったり、尿がこげ茶色になったりした場合には、黄疸の可能性があります。ステントが詰まって胆汁が腸に流れなくなったときに起こります。

B　経皮的治療の説明シート&説明みほん

目的と方法

　胆管は肝臓で作られる胆汁の流れ道であり、胆嚢は胆汁を蓄えておくところです。この胆管や胆嚢が、がんや石によって閉塞・狭窄した場合、胆汁が肝臓から血中に逆流し黄疸となったり、細菌感染を合併し胆管炎や胆嚢炎が起こったりします。

　そのような場合に、閉塞した部位よりも上流の拡張胆管や胆嚢に、超音波で観察しながら針を刺し、チューブを挿入して体の外へ胆汁が流れるようにする処置を行います。

　このうち、肝臓の中の拡張した胆管にチューブを挿入することを経皮経肝胆道ドレナージ（percutaneous transhepatic biliary drainage：PTBD）といいます。また、肝臓を貫いて胆嚢にチューブを挿入することを経皮経肝胆嚢ドレナージ（percutaneous transhepatic gallbladder drainage：PTGBD）といいます。

　胆汁はこれらのチューブを通って体の外に排出されボトル内にたまります。これらの処置により黄疸や胆管炎・胆嚢炎が治っていきます。

PTBD と PTGBD が選択される場合

　最近は閉塞性黄疸や胆管炎に対するドレナージとして、内視鏡下の胆道ドレナージ（ENBD か EBS）が第一選択となっていますが、何らかの理由（胃切除後や十二指腸狭窄などで十二指腸乳頭部に到達できない場合）で内視鏡処置ができない場合にPTBD が行われます。

　一方、PTGBD は、主に急性胆嚢炎に対するドレナージとして行われます。黄疸に対して PTGBD を行うのは例外的で、肝内胆管の拡張がなく PTBD が困難な場合かつ胆管の閉塞部位が胆嚢管合流部より十二指腸側にある場合です。

看護と患者説明のポイント

1 適応

　皮膚から肝臓に向かって針を刺します。処置前には必ず、抗凝固薬や抗血小板薬な

ど血液凝固を抑える薬を内服していないかを確認する必要があります。また、大量に腹水がある場合や、採血検査で血液凝固異常がある場合には行うことができません。

2 合併症

　処置後には、出血、胆管炎、腹膜炎、菌血症、DIC（播種性血管内凝固）などの重篤な合併症が起こることがあります。悪寒を伴う発熱がある場合も多く、血液培養、抗菌薬投与などにつき、あらかじめ医師に確認しておきます。

3 チューブ、ドレナージの管理

　PTBD のチューブは呼吸や体動によって抜けやすいので注意が必要です。安静度を医師に確認しておきましょう。特に右の肋間から挿入した場合には、おなかの中でチューブがたわんでチューブの先端が胆管から抜けてしまうこともあります。排液量が急激に減少した場合には、たとえ皮膚にチューブを固定した位置が変わっていなくてもチューブの逸脱を疑い、医師に報告する必要があります。

　また排液ボトルが胆管の位置より高いところにあると胆汁がうまく排出されないので、胆管内のチューブ先端よりも必ず低い位置になるようにします。

PTBD説明イラスト＆説明みほん

超音波画像を見ながら、皮膚から肝臓の中の胆管に向かって針を刺しチューブを入れます。処置のときには局所麻酔と鎮痛薬を使います。
胆汁がこのチューブを通ってボトルにたまります。
黄疸や胆管炎の治療になります。

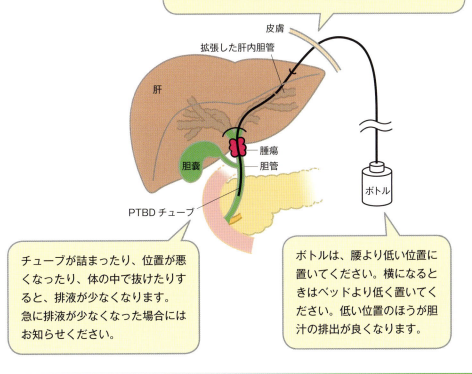

激しく動いたり、あまり大きな深呼吸をしたりすると、チューブが抜けてしまうことがあります。
右脇腹からチューブが入っている場合には特に抜けやすいので、安静の指示には従ってください。

チューブが詰まったり、位置が悪くなったり、体の中で抜けたりすると、排液が少なくなります。
急に排液が少なくなった場合にはお知らせください。

ボトルは、腰より低い位置に置いてください。横になるときはベッドより低く置いてください。低い位置のほうが胆汁の排出が良くなります。

- 排液が多い場合には脱水になることがあります。水分をしっかりとるように心掛けてください。場合によっては排出してきた胆汁を飲んでいただくこともあります。
- 右の脇腹からチューブが入っている場合には気胸（肺に穴があく）となる場合があります。呼吸が苦しくなったときや胸の痛みがある場合にはお知らせください。

PTGBD説明イラスト＆説明みほん

超音波画像を見ながら、皮膚から胆嚢に向かって針を刺しチューブを入れます。処置のときには局所麻酔と鎮痛薬を使います。胆汁や胆嚢にたまった膿がこのチューブを通ってボトルにたまります。主に胆嚢炎の治療になります。

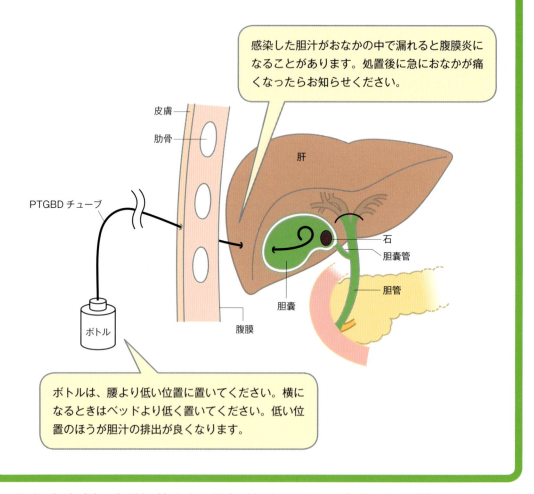

- 処置時に気胸（肺に穴があく）となる場合があります。処置直後に呼吸が苦しくなったときや胸の痛みがある場合にはお知らせください。

（杉本博行／小寺康弘）

第4章 説明はこれでバッチリ！
そのまま使える「患者説明イラスト」説明みほんつき

② そのまま使える 消化管内視鏡治療「患者説明イラスト」

A 上部消化管 EMR・ESD の説明シート＆説明みほん

目的と方法

1 目的

上部消化管の上皮性腫瘍、すなわち食道がん・異型上皮、胃がん・腺腫などに対する内視鏡治療の代表的な方法が、内視鏡的粘膜切除術（endoscopic mucosal resection：EMR）と内視鏡的粘膜下層剥離術（endoscopic submucosal dissection：ESD）です。これらの方法の共通の目的は、内視鏡での切除で根治可能と考えられる病変を、病理検査が行える状態で切除・回収し、正確な病理結果を得ることです。

2 EMR の方法

EMR の基本的な手技方法は、①局注針を用いて粘膜下層に局注液（生理食塩水、または生理食塩水＋ヒアルロン酸との混合液など）を注入する ②スネアを病変にかぶせ、絞って切除部位をつかむ ③高周波電源を用いてスネアに通電し、病変を切除する ④病変を回収する —— です。病変をスネア内に確実に入れるための工夫を施した方法がいろいろ報告されています。

3 ESD の方法

ESD の基本的な手技方法は、①局注針を用いて粘膜下層に局注液（生理食塩水、または生理食塩水＋ヒアルロン酸の混合液など）を注入する ②専用の高周波ナイフを用いて病変周囲の粘膜を切開する ③同様のナイフを用いて病変の下にある粘膜下層の部位を剥離していく ④病変を切除し、回収する —— です。

EMR と ESD の使い分け

上部消化管腫瘍の内視鏡治療においては、遺残再発率等の問題から、病変を一括で

消化器外科 NURSING 別冊　**95**

切除することが望ましいとされています。ESD は、内視鏡治療適応（内視鏡的切除のみで根治が得られる）と考えられるあらゆる病変を、一括で切除することが期待できる方法です。EMR は、病変の大きさや病変下の粘膜下層の線維化などの存在によって、一括切除できる病変に制限があります。

　しかしその一方で、ESD は EMR と比べて難易度が非常に高いだけでなく、術中・術後の出血や穿孔などの合併症率が EMR と比較して高率です。そのため、上部消化管腫瘍の EMR の適応は、「内視鏡治療適応となる病変で、EMR で一括切除できる可能性が高いと判断した病変」であり、ESD の適応は「EMR で一括切除ができない、内視鏡治療適応となる病変」となります。

看護と患者説明のポイント

1 適応

　内視鏡治療適応病変とは前述のとおり、内視鏡的切除のみで根治が得られる病変ですが、術前の診断は確実ではなく、最終的には切除した病変を病理検査した後に追加治療の必要性が判断されます。処置の安全性を高めるため、処置前には▷併存疾患の有無　▷抗凝固薬・抗血小板薬などを内服していないか ── を確認する必要があります。

2 合併症

　内視鏡治療の合併症としては、出血と穿孔が代表的です。これらの合併症が起こった場合は、緊急の内視鏡処置や緊急手術となる可能性もあります。

3 看護のポイント

　主な合併症である出血と穿孔に対しては、術後の経過観察が重要で、速やかにその可能性を察知して、迅速な対応ができるかどうかが看護のポイントです。悪心・嘔吐（吐血）、下血（タール便）、血圧の低下、脈拍の上昇などは術後出血の可能性が考えられる症状です。胸痛・腹痛や発熱は、穿孔に伴う炎症の可能性が考えられる症状です。これらの症状が認められた場合は速やかに医師に報告し、処置の必要性を確認してください。

上部消化管EMR説明イラスト&説明みほん

内視鏡で病変の範囲を確認した後に病変周囲にマーキングを置きます。その後、病変の下（粘膜下層）に局注液を注入し、スネアを病変にかぶせ、絞り込み、通電して病変を切除します。

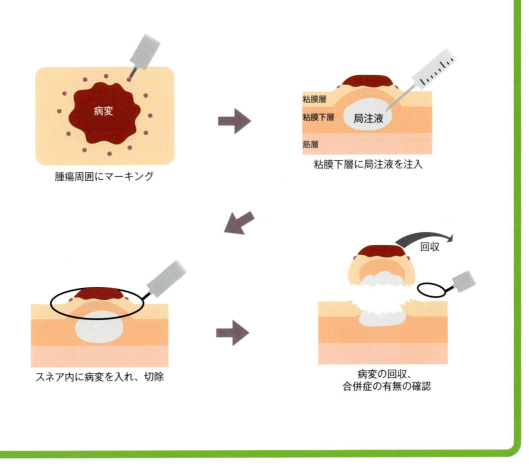

- ESDと比較して安全な処置ではありますが、出血・穿孔の可能性もあります。術後の経過はESDと同様に慎重に観察してください。
- 少なくとも術後数日間は、便の性状や発熱、胸部・腹部所見（胸痛、腹痛、皮下気腫、腹膜刺激症状など）に注意し、それらが認められたらすぐに連絡してください。

上部消化管ESD説明イラスト&説明みほん

内視鏡で病変の範囲を確認した後に病変周囲にマーキングを置きます。その後、病変の下（粘膜下層）に局注液を注入し、粘膜を専用の高周波ナイフで切開していきます。
切開した部位から粘膜下層にナイフを潜り込ませて剥離をしていき、病変を切除します。

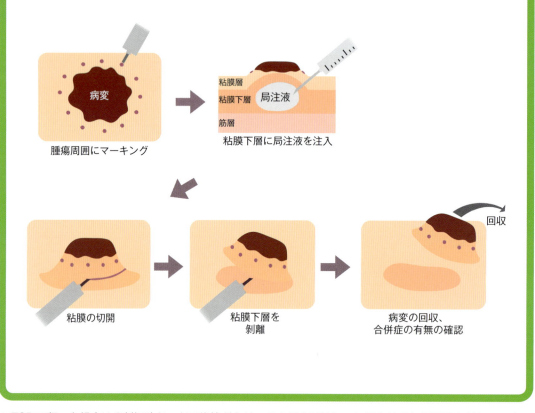

- ESDで行った場合は分割切除だった可能性があり、その場合は追加の処置や慎重な経過観察が必要です。
- 出血や穿孔の可能性が高いので、術後は経過を慎重に観察してください。
- 吐血はわかりやすいですが、下血は便の性状を確認しないとわからない場合があります。

B 下部消化管 EMR・ESD の説明シート&説明みほん

目的と方法

1 目的

下部消化管 EMR・ESD は、主に大腸の上皮性腫瘍、すなわち大腸がんや大腸腺腫などに対する内視鏡治療の代表的な方法です。これらの方法の共通の目的は、内視鏡的切除で根治可能と考えられる病変を、病理検査が行える状態で切除・回収し、正確な病理結果を得ることです。

2 EMR の方法

EMR の基本的な手技方法は、①局注針を用いて粘膜下層に局注液（生理食塩水、または生理食塩水＋ヒアルロン酸の混合液など）を注入する ②スネアを病変にかぶせ、絞って切除部位をつかむ ③高周波電源を用いてスネアに通電し、病変を切除する ④病変を回収する —— です。一括切除を目的としますが、意図的に分割切除を行う場合もあります。

3 ESD の方法

ESD の基本的な手技方法は、①局注針を用いて粘膜下層に局注液（生理食塩水、または生理食塩水＋ヒアルロン酸の混合液など）を注入する ②専用の高周波ナイフを用いて病変周囲の粘膜を切開する ③同様のナイフを用いて病変の下にある粘膜下層の部位を剥離していく ④病変を切除し、内視鏡的に回収する —— です。

EMR と ESD の使い分け

大腸腫瘍の内視鏡治療においても、病変を一括で切除することが遺残再発率等の問題から望ましいとされていますが、術前診断で悪性度の低い病変に対しては分割切除が許容される場合もあります。

ESD は、内視鏡治療適応と考えられるものなら、あらゆる病変に対して一括切除が期待できる処置ですが、胃の ESD と比較しても、難易度、合併症の危険度は非常に高い手技です。一方、大腸腫瘍に対する EMR は、病変の大きさや形態にもよりますが、技術的難易度の低さ、安全性の高さから、多くの施設で外来でも行われている

消化器外科 NURSING 別冊　**99**

手技です。そのため上部消化管腫瘍に対する適応と比較して大腸腫瘍の ESD の適応のハードルは高く、具体的な適応は、処置を行う施設、内視鏡医の技量を考慮して、EMR で十分対応可能な病変なのか、ESD でなければ内視鏡で切除できない病変なのか、などを慎重に検討すべきです。

看護と患者説明のポイント

1 適応

内視鏡治療適応病変とは、前述のとおり、内視鏡的切除のみで根治が得られる病変ですが、術前の診断は確実ではなく、最終的には切除した病変を病理検査した後に追加治療の必要性が判断されます。

処置の安全性を高めるため、処置前には ▷併存疾患の有無 ▷抗凝固薬・抗血小板薬などを内服していないか ── を確認する必要があります。

2 合併症

合併症としては、出血と穿孔が代表的です。これらが起こった場合は、緊急の内視鏡処置や緊急手術となる可能性もあります。特に大腸の場合は穿孔時の腹膜炎重篤化が十分考えられるため、より慎重な対応が必要です。

3 看護のポイント

主な合併症である出血・穿孔に対して、速やかにその可能性を察知して、迅速な対応ができるかどうかが看護のポイントです。血便、血圧の低下、脈拍の上昇などは術後出血の可能性がある症状です。腹痛・発熱は穿孔に伴う腹膜刺激症状の可能性がある症状で、術中に穿孔がなくても術後の急激な腹痛で発症する遅発性穿孔の可能性もあります。特に大腸の穿孔に関しては、症状の重篤化をきたす可能性も高いため、これらの症状が認められた場合は速やかに医師に報告し、処置の必要性を確認してください。

腸管前処置の説明イラスト＆説明みほん

施設により方法はさまざまですが、大腸の内視鏡治療を行う場合には、下剤による腸管の前処置が必要です。腸管がきれいになっていないと安全な内視鏡治療ができない可能性もありますので、各施設の方法に従って内服を行います。

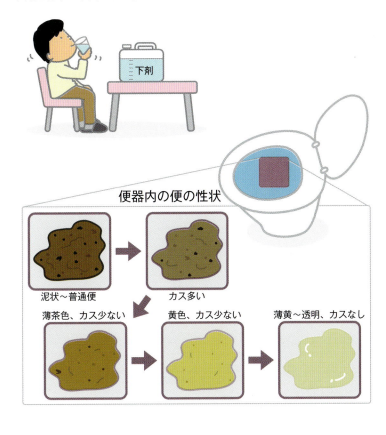

- 腸管が狭窄している場合は、腸管前処置によって腸閉塞を起こしてしまう場合があります。下剤内服開始後の便回数、悪心・嘔吐の有無、腹痛の有無を確認してください。
- 内視鏡治療ができる前処置状況は個人差も大きいものです。数回の排便後に便の性状が薄黄色〜透明の水状になったら治療可です。治療前には便性状の確認をします。

大腸EMR説明イラスト&説明みほん

大腸腫瘍の境界は明瞭なので、切除前のマーキングはしないことが多いです。また大腸の小ポリープであれば安全性が高くEMRでの切除ができるため、外来でEMRを行う場合も多いです。
病変の下（粘膜下層）に局注液を注入し、スネアを用いて病変にかぶせ、絞り込み、通電して病変を切除します。

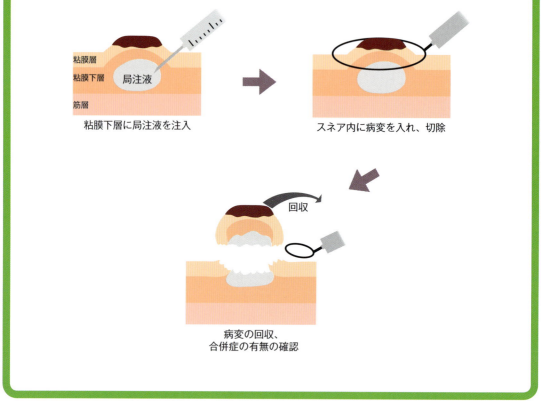

- ESDと比較して安全な処置ではありますが、出血・穿孔の可能性もあります。術後の経過はESDと同様に慎重に観察してください。
- 少なくとも術後数日間は便の性状や発熱・腹部所見（腹痛、腹膜刺激症状など）に注意し、それらが認められたらすぐに連絡してください。

大腸ESD説明イラスト＆説明みほん

マーキングはしないことが多いです。病変の下（粘膜下層）に局注液を注入し、粘膜を専用の高周波ナイフで切開していきます。切開した部位から粘膜下層にナイフを潜り込ませて剥離をしていき、病変を切除します。

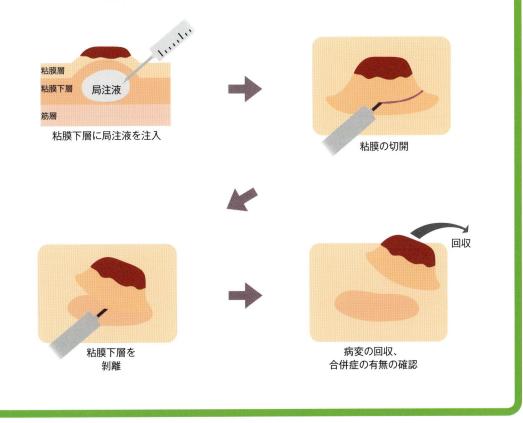

- ESDで行った場合は分割切除だった可能性があり、その場合は追加の処置や慎重な経過観察が必要です。
- 出血や穿孔の可能性があります。術後の経過は慎重に観察してください。
- 血便は便の性状を確認しないとわからない場合があるので、排便のたびに確認が必要です。

（小田島慎也）

これで内視鏡治療にはまった！忘れられないエピソード

自分で「治した」ということを実感して

　内視鏡治療の適応となるような消化管腫瘍に対する内視鏡は、スクリーニング検査から見つかった腫瘍に対する精密検査、そして内視鏡治療まで、つまり発見から治療までのすべてを行う医療です。その疾患に対する医療行為を内視鏡で完結できるという内視鏡治療の醍醐味を感じたのは、やはり、自身でスクリーニング内視鏡で見つけた胃がんを、自分自身で精密検査を行い、内視鏡的粘膜下層剝離術（ESD）で治療をし、治癒切除できたときでした。

　スクリーニング内視鏡にて異常を指摘し、早期胃がんが見つかったときの患者への説明から、内視鏡治療の適応になることやESDの治療に対する説明、治療後の治癒根治であったことへの説明をすべて自身で行うことになったため、患者や家族との関係性も深くなり、治癒切除であったことの説明のあとには、とても感謝していただいたことを覚えています。

　もちろん感謝していただくこともうれしいのですが、この症例が、「そのスクリーニングの時点で見逃していたら、ひょっとしたら、数年、内視鏡検査を受けていないかもしれない。その場合には胃がんが見つかった段階では内視鏡治療ができないかもしれないし、さらには手術さえもできずに胃がんによって亡くなっていたかもしれない」という症例でもあり、自分自身で『治した』ということを実感できたことが、この内視鏡治療を専門としてがんばっていこうと思ったきっかけだったと思います。

　しかし同時に、スクリーニング内視鏡に対する重要性も実感した症例でもあり、すでに10年以上も前の経験にはなるのですが、現在でも、その当時の気持ちを忘れずに、スクリーニング内視鏡の際も緊張感をもって行うよう心がけています。

（小田島慎也）

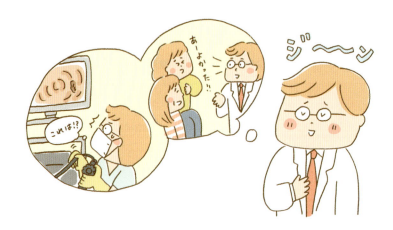

付録

覚えておきたい薬剤

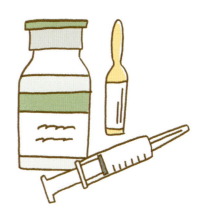

付録 ▷ 覚えておきたい薬剤

看護・介助に生かせる 鎮痛薬と拮抗薬

A　内視鏡診療と鎮静・鎮痛薬

　内視鏡検査や治療は、患者さんにとって楽な検査ではありません。鎮静薬を用いることをセデーション（sedation）といいます。苦痛や不安を和らげる目的で使用しますが、デメリットや問題点もあるため、必要性や安全性、危険性について理解しましょう。そして以下の点を患者さんに説明し、同意を得て使用しましょう。

鎮静薬使用のメリット
- 患者さんの不安や苦痛を軽減できます。
- 内視鏡の再検査を受ける抵抗感が少なくなります。
- 体動が減り、内視鏡医にとっても検査や治療の成功率や完遂率が高くなります。

鎮静薬使用のデメリット
- アレルギー、呼吸機能・心機能への影響などの薬の副作用を生じるリスクがあります。
- 金銭的な負担が生じます。
- 内視鏡終了後は１時間以上、院内での安静とモニタリングが必要です。
- 薬の効果が遷延する恐れがあるため、診療当日の自動車の運転などは避けてもらいます。

使用における問題点
- 内視鏡診療で、鎮静・鎮痛薬の使用は標準治療ではありません。したがって、医療者側から積極的に勧めるものではなく、患者さんの意思を尊重したうえで十分な説明を行い、同意を得る必要があります。
- 適量は決められておらず、量や投与方法は医療機関によって異なります。

B　鎮静と鎮痛の違いとは？

表1 内視鏡診療で用いられる鎮静薬と鎮痛薬

	一般名	商品名	拮抗薬（商品名）
鎮静薬	ベンゾジアゼピン系 ジアゼパム	セルシン®、ホリゾン®	フルマゼニル （アネキセート®）
	ミダゾラム	ドルミカム®	
	フルニトラゼパム	ロヒプノール®、サイレース®	
	ヒドロキシジン	アタラックス®-P	なし
	デクスメデトミジン	プレセデックス®	なし
静脈麻酔薬	プロポフォール	ディプリバン®、プロポフォール	なし
麻薬性鎮痛薬	ペチジン	ペチジン塩酸塩、ペチロルファン®	ナロキソン （ナロキソン塩酸塩）
麻薬拮抗性鎮痛薬	ペンタゾシン	ソセゴン®	

　「鎮静」とは、意識レベルを下げることをいいます。一方、「鎮痛」は痛みを軽減することをいいます。内視鏡診療では、短時間の内視鏡診療の場合（上部内視鏡、下部内視鏡）には不安を取り除くために鎮静薬だけを用いることが多く、長時間苦痛を伴うもの（内視鏡的逆行性膵胆管造影［ERCP］、ダブルバルーン内視鏡など）は鎮静薬と鎮痛薬を併用することがあります。内視鏡で用いる鎮痛薬は鎮静効果があり、単独で用いられる場合もあります。表1に内視鏡診療で用いる主な鎮静薬と鎮痛薬をまとめました。

付録

看護・介助に生かせる 鎮痛剤と拮抗薬

消化器外科 NURSING 別冊

C　ベンゾジアゼピン系薬剤と拮抗薬

ベンゾジアゼピン系薬剤とは （図1、表2）

　ジアゼパム（セルシン®、ホリゾン®）、ミダゾラム（ドルミカム®）、フルニトラゼパム（ロヒプノール®、サイレース®）は似た化学構造を持ち、「ベンゾジアゼピン系薬剤」といわれます。向精神薬の一つです。

1 作用機序と効果・副作用

　ベンゾジアゼピン系薬剤は脳の細胞にある「$GABA_A$受容体」という部分に作用し、鎮静作用や催眠作用をもたらします。それ以外に抗不安作用、抗けいれん作用、筋弛緩作用があります。

　一方で、徐脈、血圧低下、呼吸抑制などを起こす場合があります。また、脱抑制といって投与によりむしろ興奮してしまう場合や、健忘作用といって薬剤を投与した前後の記憶がなくなってしまうという副作用もあります。

2 使用する際の注意

1）禁忌

　ベンゾジアゼピン系薬剤の禁忌はアレルギー、重症筋無力症、急性狭隅角緑内障です。

2）使用注意

　肝硬変の患者さんや腎機能障害がある患者さんでは作用が遷延する恐れがあります。また、重症の心疾患がある人には血圧低下や徐脈などを起こし、症状が悪化する恐れがあります。呼吸抑制が起こる可能性があるため、COPD（慢性閉塞性肺疾患）の患者さんなど、重症の呼吸器疾患の人には使用できません。薬の効果は人それぞれで、同じ量でも効果が異なる場合があります。

3 看護の面で気を付ける点

　投与前は重症な並存疾患がないかどうか確認をしましょう。特に、初回投与時や緊急時には気を付けましょう。投与に関する問診票や同意書などを書いてもらうと、なおよいでしょう。投与中は血圧・酸素のモニタリングを行い、拮抗薬がいつでも使用できるように準備をしておきましょう。また、どんなに短い検査であっても、投与時間やモニタリング結果はカルテに記載しましょう。内視鏡診療終了後も薬の効果は遷延します。最低でも1時間はモニタリングをして安静にしてもらい、院内での経過観

108　消化器外科 NURSING 別冊

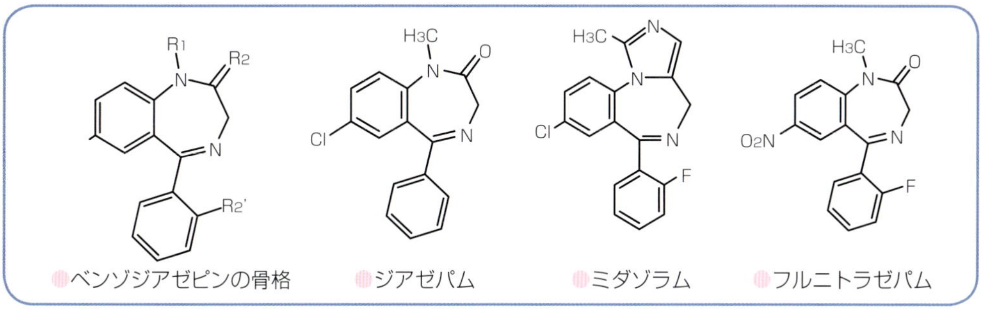

図1 ベンゾジアゼピン系薬剤の化学構造

表2 ベンゾジアゼピン系の鎮静薬

一般名	商品名	特徴、注意点
ジアゼパム	● セルシン® ● ホリゾン®	● 2.5〜10mg を投与 ● 血管刺激作用が強い ● 希釈により混濁するため原液のまま使用
ミダゾラム	● ドルミカム®	● 2〜3mg を投与 ● 効果が短時間 ● 脱抑制、使用後の健忘症状が強い ● 呼吸抑制が強い
フルニトラゼパム	● ロヒプノール® ● サイレース®	● 0.2〜0.6mg を投与 ● 蒸留水で希釈する ● 血圧など循環器系への影響が少ない

察を行いましょう。

ベンゾジアゼピン系薬剤の拮抗薬

1 フルマゼニルとは？

　フルマゼニル（アネキセート®）は、ベンゾジアゼピン系の薬剤の投与によって生じる呼吸抑制や過鎮静の状態になった場合に用います。投与後、患者さんは速やかに覚醒します。

2 看護の面で気を付ける点

　薬の効果（半減期）は50分程度であり、効果が切れるとその後に再度鎮静効果が現れる場合があります。フルマゼニルを投与後、覚醒したからといってすぐに帰宅を指示せず、院内でモニタリングをしてください。また、入院患者では病棟に帰室した後に再鎮静が起こる可能性があるため、内視鏡室から病棟看護師への申し送りの際には、術後のモニタリングと安静の指示を行いましょう。

消化器外科 NURSING 別冊

D　デクスメデトミジン（プレセデックス®）

デクスメデトミジン（プレセデックス®）は比較的新しいタイプの鎮静薬で、呼吸抑制が少ないことが特徴です。鎮痛効果もあります。拮抗薬はありません。

作用機序と効果・副作用

脳の細胞に多く存在する α_{2A} 受容体という、睡眠や覚醒の調節を行っている部分に作用し、鎮静作用をもたらします。呼吸機能に影響がない点が特徴ですが、血圧低下や徐脈をもたらします。また、投与直後には血管にも作用し末梢血管を収縮するため、投与直後に一過性に血圧が上昇することがあります。

初期負荷の量、維持量は体重別で目安量が決められています。専用の換算表がありますので、添付文書に基づいて投与してください。

効果時間が短いため、点滴持続静注で投与します。鎮静効果が現れるまで時間がかかるため、はじめに 10 分の初期負荷を行ってから、維持量の点滴持続静注を行います。

使用する際の注意

循環動態が不安定な患者さんには十分に気を付けて使用します。

看護の面で気を付ける点

他薬剤との混合で白濁の恐れがあるため、単独ルートが必要です。治療の際の維持輸液以外のルートを確保し、シリンジポンプを準備します。投与中はモニタリング、特に血圧の変動がみられるため、特に初期負荷の時間には頻回の血圧測定を行ってください。投与量や血圧測定についてはカルテに記載を行いましょう。投与後も血圧の変動の恐れがあるため、15 分は血圧のモニタリングを継続しましょう。

E プロポフォール（ディプリバン®、プロポフォール）

プロポフォール（ディプリバン®）は鎮静効果を持つ白色の薬剤です。鎮痛効果はありません。鎮静薬ではなく、麻酔薬であり、麻酔技術に熟練した専任医師がいる状態で使用するよう決められています。呼吸抑制による挿管や死亡の恐れがあります。麻酔専任の医師が不在の場合には使用しないようにしてください。

作用機序と効果・副作用

脳の細胞に多くみられる$GABA_A$受容体とNMDA受容体に作用し、強い鎮静効果があります。半減期が短いため、持続で使用しますが、点滴を止めるとすぐに覚醒し、目覚めがよいのが特徴です。しかし、過剰投与により呼吸停止や心停止をきたすことがあり注意が必要です。拮抗薬はありません。

使用する際の注意

1 禁忌
小児、妊婦には禁忌です。

2 使用注意
重症の心疾患、呼吸器疾患や肝機能障害、腎機能障害の患者さんには呼吸循環抑制が強く出る恐れがあるので、十分に気を付けて使用してください。

看護の面で気を付ける点

酸素吸入、気道確保、人工呼吸が行える準備を整えましょう。内視鏡診療中は血圧低下や呼吸抑制の恐れがあるため心電図モニタを装着し、血圧、経皮的動脈血酸素飽和度などバイタルサインのモニタリングを行ってください。心血管系、呼吸に問題が生じた場合にはすぐに投与を中止しましょう。

投与終了後は、ルート内の薬剤が体内に入らないようにすぐに外しましょう。

付録

看護・介助に生かせる 鎮痛剤と拮抗薬

消化器外科 NURSING 別冊　111

F　オピオイド系の鎮痛薬

表3 オピオイド系鎮痛薬

	一般名（商品名）	特徴
麻薬系鎮痛薬	●ペチジン（ペチジン塩酸塩） ●フェンタニル（フェンタニル）	麻薬として管理されている。鍵のかかった設備で管理する。アンプル、伝票、残液もすべて保管する。
麻薬拮抗性鎮痛薬	●ペンタゾシン（ソセゴン®） ●ブプレノルフィン（レペタン®）	向精神薬として管理されている。鍵のかかった設備で管理する。

1 麻薬系鎮痛薬と麻薬拮抗性鎮痛薬

　オピオイド系の鎮痛薬（表3）には麻薬系鎮痛薬と麻薬拮抗性鎮痛薬があります。鎮痛・鎮静効果がありますが、鎮静効果は弱いため、鎮痛薬と併用して用いられる場合が多いです。

　麻薬系鎮痛薬としてはペチジン（ペチジン塩酸塩）が一般的ですが、フェンタニルが使用される場合もあります。

　麻薬拮抗性鎮痛薬としてはペンタゾシン（ソセゴン®）、ブプレノルフィン（レペタン®）が用いられます。

2 作用機序と効果・副作用

　脳の細胞に多くみられるオピオイド受容体に作用するものをオピオイド系鎮痛薬といいます。麻薬はこのオピオイド受容体に結合し、強力な鎮静、鎮痛作用をもたらします。一方、麻薬拮抗性鎮痛薬もオピオイド受容体に結合し、作用を示すのですが、麻薬拮抗性鎮痛薬がオピオイド受容体に結合していると、麻薬が結合できなくなってしまい、結果的に麻薬の効果を弱めてしまいます。つまり麻薬の効果に反する（拮抗する）ことから麻薬拮抗性鎮痛薬といわれています。

　どちらの薬剤も鎮静、鎮痛作用があり、呼吸抑制や血圧低下の恐れがあります。またペチジンは鎮痙作用もあるため、内視鏡診療に適しています。

3 使用注意

　重症の心疾患、呼吸器疾患や肝機能障害、腎機能障害の患者さんには呼吸循環抑制が強く出る恐れがあるので、十分に気を付けて使用してください。

4 看護の面で気を付ける点

　がん性疼痛などに対しモルヒネ製剤を使用している患者さんでは、麻薬拮抗性鎮痛薬を使用するとモルヒネ製剤の鎮痛効果が弱くなったり、逆に相乗効果により鎮静効果が増強する恐れがありますので、十分に注意してください。術中はほかの薬剤と同様にバイタルサインのモニタリングを行います。

　麻薬を使用する場合には、アンプル、伝票、残液はすべて管理する必要があるので、廃棄しないように気を付けてください。また、使用する際には必ず拮抗薬を使用できるように準備しておきましょう。

オピオイド系鎮痛薬の拮抗薬

　ナロキソン（ナロキソン塩酸塩）はオピオイド系鎮痛薬の拮抗薬です。ペチジン、ペンタゾシンなどによる呼吸抑制を発症した場合に用いられます。

　がん性疼痛などで麻薬性の鎮痛薬を常用している患者さんが、ペチジンなどで呼吸抑制を発症し、ナロキソンが必要となる場合もあるでしょう。ナロキソンは呼吸抑制によく効きますが、鎮痛作用をあまり減弱しないといわれています。

（山本夏代）

付録

看護・介助に生かせる 鎮痛剤と拮抗薬

うれしかった看護師さんのナイス介助！

経験の多い介助者とそうでない介助者の違いは？

　内視鏡的逆行性膵胆管造影検査（ERCP）で、最も緊張するのは未処置乳頭の胆管挿管です。胆管結石やステント留置などの処置は、まずはじめに胆管挿管から始まりますが、簡単に挿管できるかどうかは始めてみないとわかりません。胆管挿管ができないと、治療が進まないどころか、膵管挿管や膵管造影を繰り返すことになり、急性膵炎のリスクも高くなります。未処置乳頭の症例では常に緊張して臨んでいることが多いのです。最近よく行われるワイヤーガイドカニュレーション（ガイドワイヤーを先行させて胆管挿管を行う方法）は、ガイドワイヤーの操作方法によっては膵管を損傷する恐れがあり、介助者の動かし方によって膵炎が発症してしまう恐れあります。

　このような理由から、未処置乳頭の症例では、できれば経験の多い介助者にお願いしたなあと思っています。しかし、ERCP は緊急の場合が多く、内視鏡室の看護師や技師の配置は、その日の予定をこなすために綿密な予定が立てられているため、必ずしも緊急 ERCP に経験のある介助者が担当するとは限りません。

　そのようなとき、症例の治療内容を理解し、さりげなく経験の多い介助者を配置してくれたり、なかなか手技がうまくいかないときは、経験の多い介助者に交代してくれたりすることがあり、よくわかってるな！　ありがたいなあ！　と感じます。

　では、経験が多い介助者はなにが違うのか？　うまく言えませんが、ガイドワイヤーを動かす距離や速さに無理がなく、乳頭に負担がかからないように動かせる。そして、こちらが焦っているときも明るく介助してくれ、挿管できたときに一緒に喜んでくれること。お互い、合併症なく、気分よく治療ができる環境はとても大事だと思います。

（山本夏代）

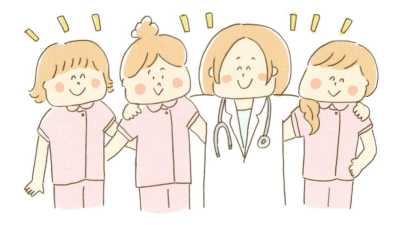

INDEX 索引

アルファベット

APC　46
EBS　26、86
EBS 説明イラスト＆説明みほん　90
EBS の短所　87
EBS の長所　87
EIS　46、80
EIS の薬　80
EMR　38、39、70、95
EMR の適応　38
ENBD　13、20、28、64、86
ENBD 説明イラスト＆説明みほん　89
ENBD チューブ　64
ENBD の短所　86
ENBD の長所　86
ENPD　30
EPBD　61
EPBD バルーン　61
EPS　30
EPST　30
ERCP　13、20、21、22、24、58、67、86、114
ERCP 説明イラスト＆説明みほん　88
ESD　38、39、70、84、95、104
EST　24、60、66
EST 用ナイフ　60
EUS　21、44、48
EUS-BD　54
EUS-CD　52
EUS-CDS　54
EUS-FNA　44、49
EUS-FNA の実際　51
EUS-HGS　54
EUS ガイド下肝内胆管胃吻合術　54
EUS ガイド下膵囊胞ドレナージ　52

EUS ガイド下胆管十二指腸吻合術　54
EUS ガイド下胆管ドレナージ　54
EUS ガイド下ドレナージ　52
EVL　46
FNA 針　49
ℓ - メントール　76
O リング　46
PTAD　36
PTBD　20、21、32、91
PTBD 説明イラスト＆説明みほん　93
PTGBD　34、91
PTGBD 説明イラスト＆説明みほん　94

あ

悪性胆道狭窄　66
アタッチメント　71
アルギン酸ナトリウム　80
アルゴンプラズマ凝固法　46
アンカバードステント　66

い

胃　10
イレウス管　42
インサイドステント　65
咽頭麻酔薬　77

お

黄疸　14、91
悪寒戦慄　35、37
オピオイド　112

か

回転クリップ装置　69
ガイドワイヤー　59
カバードステント　66

下部消化管　8
下部消化管 EMR　99
下部消化管 ESD　99
肝細胞性黄疸　15
肝臓　12
肝膿瘍　36

気胸　33
拮抗薬　107、109
急性胆嚢炎　34
局注針　70
緊急 ERCP　56
緊急止血術　46
金属ステント　26、66

偶発症　39、60
グルカゴン　76

け

経消化管的ドレナージ　20、21
経乳頭的ドレナージ　20
経鼻カテーテル　28
経皮経肝胆道ドレナージ　32、91
経皮経肝胆嚢ドレナージ　34、91
経皮経肝膿瘍ドレナージ　36
経鼻胆管ドレナージ　13
経皮的治療　91
経皮的ドレナージ　20、21
血圧低下　35、37
血胸　33
結石　63
結石除去　62
検査データ　10

抗凝固薬　82
抗血小板薬　82
抗血栓薬　82
高周波ナイフ　72
高張食塩水エピネフリン　79
誤嚥　46
誤嚥性肺炎　39、41、43、45、51
コールドスネアポリペクトミー　70
呼吸抑制　51
コンベックス型　48

細胞診　49
左側臥位　39

シアノアクリレート系　79
止血　69
止血鉗子　69
事故抜去　33
自己抜去　28、29、43
自然抜去　29
実質臓器　8
斜視鏡　67
十二指腸　12
出血　45、53、55
純エタノール　79
消化管　8
消化管狭窄　40
消化管上皮性腫瘍　38
消化管穿孔　33
上部消化管　8
上部消化管 EMR　95
上部消化管 EMR 説明イラスト＆説明みほん　97

上部消化管 ESD　95
上部消化管 ESD 説明イラスト＆説明みほん　98
食道　9
食道静脈瘤　46
食道静脈瘤破裂　46

膵炎　25、45
膵仮性嚢胞　52
膵がん　30
膵管造影　58
膵管プラスチックステント　65
膵臓　12
膵臓がん　19
ステント留置術　40
スネア　70
スフィンクテロトーム　60

生検鉗子　68
セデーション　106
洗浄チューブ　68

造影カテーテル　58
総胆管結石　65
側視鏡　67
組織診　49

対極板　72
体質性黄疸　16
大腸　11
大腸 EMR 説明イラスト＆説明みほん　102
大腸 ESD 説明イラスト＆説明みほん　103
大腸がん　99

大腸腺腫　99
胆管炎　18、65、91
胆管がん　19
胆管ステント　26
胆管造影　62
胆管ドレナージ　19
胆管ドレナージの種類　20
胆管プラスチックステント　65
胆汁酸　17
胆汁性肝硬変　18
胆汁性腹膜炎　55
胆泥　63
胆道ステント　26
胆道ドレナージ　64
胆嚢炎　91

超音波内視鏡　21、44、48
超音波内視鏡下吸引細胞診　49
超音波内視鏡下手技　44
超音波内視鏡下穿刺　44
超音波内視鏡下瘻孔形成術　52
腸管前処置の説明イラスト＆説明みほん　101
聴取・申し送りが必要な薬　81
腸閉塞　42
直視鏡　67
鎮痙薬　76
鎮静薬　74、106、107
鎮痛薬　107

デクスメデトミジン　75、110

ドレナージ中の注意点　21
トロンビン　80

内視鏡的イレウス管留置術　42
内視鏡的逆行性膵胆管造影　13、20、22、24、
　　67、86
内視鏡的逆行性膵胆管造影検査　114
内視鏡的経鼻膵管ドレナージ　30
内視鏡的経鼻胆道ドレナージ　28、64、86
内視鏡的止血術　79
内視鏡的消化管ステント留置術　40
内視鏡的消化管バルーン拡張術　40
内視鏡的静脈瘤結紮術　46
内視鏡的静脈瘤硬化療法　46、80
内視鏡的膵管口切開　30
内視鏡的膵管ステント留置　30
内視鏡的胆道ステント留置　26、86
内視鏡的乳頭切開術　60
内視鏡的乳頭バルーン拡張術　61
内視鏡的粘膜下層剥離術　38、70、84、95、104
内視鏡的粘膜切除術　38、70、95
内視鏡の種類　67

乳頭切開　24
粘膜の縫縮　69

敗血症　18、27
敗血症性ショック　56
培養検査　49
把持鉗子　71
バスケットカテーテル　62
バルーンカテーテル　63

被包化壊死　52

病理診断　49
ビリルビン　14

フィブリン糊　80
腹腔内膿瘍　36
腹膜炎　53
ブチルスコポラミン　76
プラスチックステント　26、65
フルマゼニル　75
プロポフォール　75、111

閉塞性黄疸　15、17、22
ベンゾジアゼピン系　74、108

マーキング　69
麻薬拮抗性鎮痛薬　112
麻薬系鎮痛薬　112

門脈　12

溶血　47
溶血性黄疸　15

ラジアル型　48

リドカイン　77
良性胆道狭窄　65

■編者略歴

山本夏代（やまもと　なつよ）　同愛記念病院　消化器内科　医長

1998 年 3 月	千葉大学医学部医学科卒業
2006 年 3 月	東京大学大学院医学系研究科内科学専攻博士課程　修了
2007 年 4 月	国際医療福祉大学三田病院　講師
2010 年 6 月	東京大学医学部附属病院　消化器内科 助教
2016 年 4 月	東芝病院　消化器内科　医長
2018 年 4 月	同愛記念病院　消化器内科　医長

現在に至る

■資格・所属学会など

医学博士、日本内科学会（日本内科学会専門医）、日本消化器内視鏡学会　関東支部会　評議員（日本消化器内視鏡学会指導医）、日本消化器病学会　関東支部会　評議員（日本消化器病学会専門医）、日本胆道学会、日本膵臓学会、日本肝臓学会、がん治療認定医、臨床研修指導医

本書は、小社刊行の雑誌『消化器外科ナーシング』誌内誌「消化器内視鏡・カテーテル治療ナーシング」20巻9〜12号、21巻1、2、4〜6、10号掲載分に加筆・修正し、単行本化したものです。

消化器外科ナーシング別冊

消化器内視鏡のケア ズバリ！ 使えるポイントBOOK
－現場のケアや患者説明に役立つ写真やイラストがいっぱい！

2018年9月20日発行　第1版第1刷

編　著	山本 夏代
発行者	長谷川 素美
発行所	株式会社メディカ出版
	〒532-8588
	大阪市淀川区宮原3-4-30
	ニッセイ新大阪ビル16F
	https://www.medica.co.jp/
編集担当	山田美登里／柴田智美
装　幀	神原宏一
イラスト	高村あゆみ／姫田直希／福井典子
	／よしとみあさみ
組　版	株式会社明昌堂
印刷・製本	株式会社シナノ パブリッシング プレス

© Natsuyo YAMAMOTO, 2018

本書の複製権・翻訳権・翻案権・上映権・譲渡権・公衆送信権（送信可能化権を含む）は、（株）メディカ出版が保有します。

ISBN978-4-8404-6567-0　　　　　　　　　　　　　　　Printed and bound in Japan

当社出版物に関する各種お問い合わせ先（受付時間：平日9：00〜17：00）
●編集内容については、編集局 06-6398-5048
●ご注文・不良品（乱丁・落丁）については、お客様センター 0120-276-591
●付属のCD-ROM、DVD、ダウンロードの動作不具合などについては、デジタル助っ人サービス 0120-276-592